U0335722

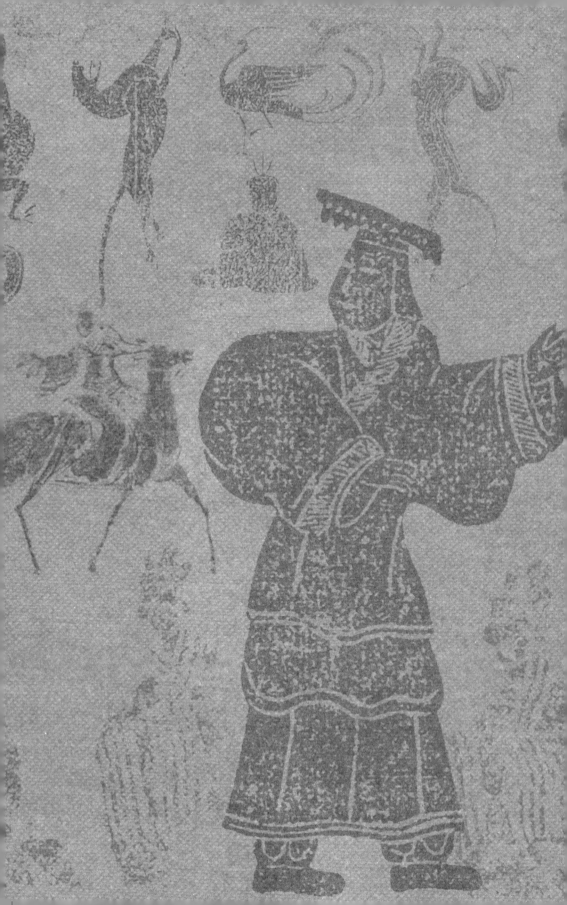

中国古医籍整理丛书

伤 寒 缵 论

清·张璐 撰

付笑萍 李淑燕 校注

中国中医药出版社

·北 京·

图书在版编目（CIP）数据

伤寒缵论／（清）张璐撰；付笑萍，李淑燕校注．—北京：中国中医药出版社，2015.12
（中国古医籍整理丛书）
ISBN 978 - 7 - 5132 - 3027 - 8

Ⅰ．①伤…　Ⅱ．①张…　②付…　③李…　Ⅲ．①《伤寒论》—注释　Ⅳ．①R222.22

中国版本图书馆 CIP 数据核字（2015）第 310975 号

中国中医药出版社出版
北京市朝阳区北三环东路 28 号易亨大厦 16 层
邮政编码　100013
传真　010 64405750
三河市鑫金马印装有限公司印刷
各地新华书店经销
*
开本 710×1000　1/16　印张 16.25　字数 123 千字
2015 年 12 月第 1 版　2015 年 12 月第 1 次印刷
书　号　ISBN 978 - 7 - 5132 - 3027 - 8
*
定价　49.00 元
网址　www.cptcm.com

国家中医药管理局
中医药古籍保护与利用能力建设项目
组织工作委员会

前　言

　　中医药古籍是传承中华优秀文化的重要载体，也是中医学传承数千年的知识宝库，凝聚着中华民族特有的精神价值、思维方法、生命理论和医疗经验，不仅对于传承中医学术具有重要的历史价值，更是现代中医药科技创新和学术进步的源头和根基。保护和利用好中医药古籍，是弘扬中国优秀传统文化、传承中医学术的必由之路，事关中医药事业发展全局。

　　1949 年以来，在政府的大力支持和推动下，开展了系统的中医药古籍整理研究。1958 年，国务院科学规划委员会古籍整理出版规划小组在北京成立，负责指导全国的古籍整理出版工作。1982 年，国务院古籍整理出版规划小组召开全国古籍整理出版规划会议，制定了《古籍整理出版规划（1982—1990）》，卫生部先后下达了两批 200 余种中医古籍整理任务，掀起了中医古籍整理研究的新高潮，对中医文化与学术的弘扬、传承和发展，发挥了极其重要的作用，产生了不可估量的深远影响。

　　2007 年《国务院办公厅关于进一步加强古籍保护工作的意见》明确提出进一步加强古籍整理、出版和研究利用，以及

"保护为主、抢救第一、合理利用、加强管理"的方针。2009年《国务院关于扶持和促进中医药事业发展的若干意见》指出，要"开展中医药古籍普查登记，建立综合信息数据库和珍贵古籍名录，加强整理、出版、研究和利用"。《中医药创新发展规划纲要（2006—2020）》强调继承与创新并重，推动中医药传承与创新发展。

2003～2010年，国家财政多次立项支持中国中医科学院开展针对性中医药古籍抢救保护工作，在中国中医科学院图书馆设立全国唯一的行业古籍保护中心，影印抢救濒危珍本、孤本中医古籍1640余种；整理发布《中国中医古籍总目》；遴选351种孤本收入《中医古籍孤本大全》影印出版；开展了海外中医古籍目录调研和孤本回归工作，收集了11个国家和2个地区137个图书馆的240余种书目，基本摸清流失海外的中医古籍现状，确定国内失传的中医药古籍共有220种，复制出版海外所藏中医药古籍133种。2010年，国家财政部、国家中医药管理局设立"中医药古籍保护与利用能力建设项目"，资助整理400余种中医药古籍，并着眼于加强中医药古籍保护和研究机构建设，培养中医古籍整理研究的后备人才，全面提高中医药古籍保护与利用能力。

在此，国家中医药管理局成立了中医药古籍保护和利用专家组和项目办公室，专家组负责项目指导、咨询、质量把关，项目办公室负责实施过程的统筹协调。专家组成员对古籍整理研究具有丰富的经验，有的专家从事古籍整理研究长达70余年，深知中医药古籍整理研究的重要性、艰巨性与复杂性，履行职责认真务实。专家组从书目确定、版本选择、点校、注释等各方面，为项目实施提供了强有力的专业指导。老一辈专家的学术水平和智慧，是项目成功的重要保证。项目承担单位山东中医药大学、南京中医药大学、上海中医药大学、福建中医药大学、浙江省中医药研究院、陕西省中医药研究院、河南省中医药研究院、辽宁中医药大学、成都中医药大学及所在省市中医药管理部门精心组织，充分发挥区域间互补协作的优势，并得到承担项目出版工作的中国中医药出版社大力配合，全面推进中医药古籍保护与利用网络体系的构建和人才队伍建设，使一批有志于中医学术传承与古籍整理工作的人才凝聚在一起，研究队伍日益壮大，研究水平不断提高。

本着"抢救、保护、发掘、利用"的理念，该项目重点选择近60年未曾出版的重要古医籍，综合考虑所选古籍的保护价值、学术价值和实用价值。400余种中医药古籍涵盖了医经、基础理论、诊法、伤寒金匮、温病、本草、方书、内科、外科、女科、儿科、伤科、眼科、咽喉口齿、针灸推拿、养生、医案医话医论、医史、临证综合等门类，跨越唐、宋、金元、明以迄清末。全部古籍均按照项目办公室组织完成的行业标准《中医古籍整理规范》及《中医药古籍整理细则》进行整理校注，绝大多数中医药古籍是第一次校注出版，一批孤本、稿本、抄本更是首次整理面世。对一些重要学术问题的研究成果，则集中收录于各书的"校注说明"或"校注后记"中。

"既出书又出人"是本项目追求的目标。近年来，中医药古籍整理工作形势严峻，老一辈逐渐退出，新一代普遍存在整理研究古籍的经验不足、专业思想不坚定等问题，使中医古籍整理面临人才流失严重、青黄不接的局面。通过本项目实施，搭建平台，完善机制，培养队伍，提升能力，经过近5年的建设，锻炼了一批优秀人才，老中青三代齐聚一堂，有效地稳定了研究队伍，为中医药古籍整理工作的开展和中医文化与学术的传承提供必备的知识和人才储备。

本项目的实施与《中国古医籍整理丛书》的出版，对于加强中医药古籍文献研究队伍建设、建立古籍研究平台，提高古籍整理水平均具有积极的推动作用，对弘扬我国优秀传统文化，推进中医药继承创新，进一步发挥中医药服务民众的养生保健与防病治病作用将产生深远影响。

第九届、第十届全国人大常委会副委员长许嘉璐先生，国家卫生计生委副主任、国家中医药管理局局长、中华中医药学会会长王国强先生，我国著名医史文献专家、中国中医科学院马继兴先生在百忙之中为丛书作序，我们深表敬意和感谢。

由于参与校注整理工作的人员较多，水平不一，诸多方面尚未臻完善，希望专家、读者不吝赐教。

国家中医药管理局中医药古籍保护与利用能力建设项目办公室
二〇一四年十二月

许 序

"中医"之名立，迄今不逾百年，所以冠以"中"字者，以别于"洋"与"西"也。慎思之，明辨之，斯名之出，无奈耳，或亦时人不甘泯没而特标其犹在之举也。

前此，祖传医术（今世方称为"学"）绵延数千载，救民无数；华夏屡遭时疫，皆仰之以度困厄。中华民族之未如印第安遭染殖民者所携疾病而族灭者，中医之功也。

医兴则国兴，国强则医强。百年运衰，岂但国土肢解，五千年文明亦不得全，非遭泯灭，即蒙冤扭曲。西方医学以其捷便速效，始则为传教之利器，继则以"科学"之冕畅行于中华。中医虽为内外所夹击，斥之为蒙昧，为伪医，然四亿同胞衣食不保，得获西医之益者甚寡，中医犹为人民之所赖。虽然，中国医学日益陵替，乃不可免，势使之然也。呜呼！覆巢之下安有完卵？

嗣后，国家新生，中医旋即得以重振，与西医并举，探寻结合之路。今也，中华诸多文化，自民俗、礼仪、工艺、戏曲、历史、文学，以至伦理、信仰，皆渐复起，中国医学之兴乃属必然。

迄今中医犹为国家医疗系统之辅，城市尤甚。何哉？盖一则西医赖声、光、电技术而于20世纪发展极速，中医则难见其进。二则国人惊羡西医之"立竿见影"，遂以为其事事胜于中医。然西医已自觉将入绝境：其若干医法正负效应相若，甚或负远逾于正；研究医理者，渐知人乃一整体，心、身非如中世纪所认定为二对立物，且人体亦非宇宙之中心，仅为其一小单位，与宇宙万象万物息息相关。认识至此，其已向中国医学之理念"靠拢"矣，虽彼未必知中国医学何如也。唯其不知中国医理何如，纯由其实践而有所悟，益以证中国之认识人体不为伪，亦不为玄虚。然国人知此趋向者，几人？

国医欲再现宋明清高峰，成国中主流医学，则一须继承，一须创新。继承则必深研原典，激清汰浊，复吸纳西医及我藏、蒙、维、回、苗、彝诸民族医术之精华；创新之道，在于今之科技，既用其器，亦参照其道，反思己之医理，审问之，笃行之，深化之，普及之，于普及中认知人体及环境古今之异，以建成当代国医理论。欲达于斯境，或需百年欤？予恐西医既已醒悟，若加力吸收中医精粹，促中医西医深度结合，形成21世纪之新医学，届时"制高点"将在何方？国人于此转折之机，能不忧虑而奋力乎？

予所谓深研之原典，非指一二习见之书、千古权威之作；就医界整体言之，所传所承自应为医籍之全部。盖后世名医所著，乃其秉诸前人所述，总结终生行医用药经验所得，自当已成今世、后世之要籍。

盛世修典，信然。盖典籍得修，方可言传言承。虽前此50余载已启医籍整理、出版之役，惜旋即中辍。阅20载再兴整理、出版之潮，世所罕见之要籍千余部陆续问世，洋洋大观。

今复有"中医药古籍保护与利用能力建设"之工程，集九省市专家，历经五载，董理出版自唐迄清医籍，都 400 余种，凡中医之基础医理、伤寒、温病及各科诊治、医案医话、推拿本草，俱涵盖之。

噫！璐既知此，能不胜其悦乎？汇集刻印医籍，自古有之，然孰与今世之盛且精也！自今而后，中国医家及患者，得览斯典，当于前人益敬而畏之矣。中华民族之屡经灾难而益蕃，乃至未来之永续，端赖之也，自今以往岂可不后出转精乎？典籍既蜂出矣，余则有望于来者。

谨序。

第九届、十届全国人大常委会副委员长

许嘉璐

二〇一四年冬

王 序

中医学是中华民族在长期生产生活实践中，在与疾病作斗争中逐步形成并不断丰富发展的医学科学，是中国古代科学的瑰宝，为中华民族的繁衍昌盛作出了巨大贡献，对世界文明进步产生了积极影响。时至今日，中医学作为我国医学的特色和重要医药卫生资源，与西医学相互补充、相互促进、协调发展，共同担负着维护和促进人民健康的任务，已成为我国医药卫生事业的重要特征和显著优势。

中医药古籍在存世的中华古籍中占有相当重要的比重，不仅是中医学术传承数千年最为重要的知识载体，也是中医为中华民族繁衍昌盛发挥重要作用的历史见证。中医药典籍不仅承载着中医的学术经验，而且蕴含着中华民族优秀的思想文化，凝聚着中华民族的聪明智慧，是祖先留给我们的宝贵物质财富和精神财富。加强对中医药古籍的保护与利用，既是中医学发展的需要，也是传承中华文化的迫切要求，更是历史赋予我们的责任。

2010 年，国家中医药管理局启动了中医药古籍保护与利用能力建设项日。这既是传承中医药的重要工程，也是弘扬优秀民族文化的重要举措，不仅能够全面推进中医药的有效继承和创新发展，为维护人民健康做出贡献，也能够彰显中华民族的璀璨文化，为实现中华民族伟大复兴的中国梦作出贡献。

相信这项工作一定能造福当今，嘉惠后世，福泽绵长。

国家卫生与计划生育委员会副主任

国家中医药管理局局长

中华中医药学会会长

王国疡

二○一四年十二月

马 序

　　新中国成立以来，党和国家高度重视中医药事业发展，重视古籍的保护、整理和研究工作。自 1958 年始，国务院先后成立了三届古籍整理出版规划小组，分别由齐燕铭、李一氓、匡亚明担任组长，主持制订了《整理和出版古籍十年规划（1962—1972)》《古籍整理出版规划（1982—1990)》《中国古籍整理出版十年规划和"八五"计划（1991—2000)》等，而第三次规划中医药古籍整理即纳入其中。1982 年 9 月，卫生部下发《1982—1990 年中医古籍整理出版规划》，1983 年 1 月，中医古籍整理出版办公室正式成立，保证了中医古籍整理出版规划的实施。2002 年 2 月，《国家古籍整理出版"十五"（2001—2005）重点规划》经新闻出版署和全国古籍整理出版规划领导小组批准，颁布实施。其后，又陆续制定了国家古籍整理出版"十一五"和"十二五"重点规划。国家财政多次立项支持中国中医科学院开展针对性中医药古籍抢救保护工作，文化部在中国中医科学院图书馆专门设立全国唯一的行业古籍保护中心，国家先后投入中医药古籍保护专项经费超过 3000 万元，影印抢救濒危珍、善、孤本中医古籍1640余种，开展了海外中医古籍目录调研和孤本回归工作。2010年，国家财政部、国家中医药管理局安排国家公共卫生专项资金，设立了"中医药古籍保护与利用能力建设项目"，这是继1982~1986年第一批、第二批重要中医药古籍整理之后的又一次大规模古籍整理工程，重点整理新中国成立后未曾出版的重要古籍，目标是形成并普及规范的通行本、传世本。

为保证项目的顺利实施，项目组特别成立了专家组，承担咨询和技术指导，以及古籍出版之前的审定工作。专家组中的许多成员虽逾古稀之年，但老骥伏枥，孜孜不倦，不仅对项目进行宏观指导和质量把关，更重要的是通过古籍整理，以老带新，言传身教，培养一批中医药古籍整理研究的后备人才，促进了中医药古籍保护和研究机构建设，全面提升了我国中医药古籍保护与利用能力。

作为项目组顾问之一，我深感中医药古籍保护、抢救与整理工作的重要性和紧迫性，也深知传承中医药古籍整理经验任重而道远。令人欣慰的是，在项目实施过程中，我看到了老中青三代的紧密衔接，看到了大家的坚持和努力，看到了年轻一代的成长。相信中医药古籍整理工作的将来会越来越好，中医药学的发展会越来越好。

欣喜之余，以是为序。

中国中医科学院研究员

马继兴

二〇一四年十二月

校注说明

一、张璐及《伤寒缵论》

张璐（1617—1699?），字路玉，晚号石顽老人，明末清初医家。张璐自少壮至老年行医 60 余年，勤奋不倦，积累了丰富的临床经验，一生著述颇丰。所著《伤寒缵论》以诠解《伤寒论》原文为主，其体例基本沿袭喻昌《尚论篇》，从条文编次、症状、药方等多方面探讨《伤寒论》，综合各家之论，对各家之注进行阐发说明，补前贤之未备，并参以己见。该书语言朴实无华，通俗易懂，为后世研究《伤寒论》提供了借鉴。

二、版本源流及底本、校本的选择

《伤寒缵论》一书传世版本较多。经考证主要有：清康熙六年丁未（1667）刻本、清康熙重刻本、清同德堂刻本、日本文化元年甲子（1804）思德堂刻本亦西斋藏版 、清光绪二十年甲午（1894）上海图书集成印书局铅印本 、清光绪三十三年丁未（1907）上海书局石印本 、清抄本 、1925 年上海锦章书局石印本、民国上海广益书局石印本等版本等。

本次校注以清康熙六年丁未（1667）初刻本为底本（简称"底本"）。该本既系初刻，又系足本，版式清晰，文字清楚，内容完整，故作为此次校注的底本。以日本文化元年甲子（1804）思德堂刻本为主校本（简称"文化本"）。在康熙本之后虽有很多刻本，但从内容、版式、字体等方面考察分析，这些只是康熙本的再版修订本，且书版漫漶，错误较多，而文化本以较完整的康熙本进行翻刻，错误较少，故用文化本为主校本。以清康熙重刻本（此书详情见"校注后记"）、清同德堂刻本（简称"同德堂本"）、1925年上海锦章书局石印本（简称"锦章书局本"）等诸本为参校本。

三、校注的原则、体例及方法

1. 原书表示文字顺序的"左""右"径改为"下""上"；"丸"与"圆"为避讳字关系时，"圆"径改为"丸"；"已上"意即"以上"，均不再出注。

2. 原书段落较长的，根据内容重新分段，凡作者的按语均另起一行。

3. 原书多处引《内经》或其他医家之文，一般不出校注，但若影响理解文义者，则出注说明。

4. 为阅读方便，原书仲景之文用黑体；张璐之文用宋体。张璐所做的注音或注解，仍然保留，用仿宋。

5. 张璐所引《伤寒论》原文，一般不出注。或因所据版本不同，文字有所出入，故未出注。

6. 对原书疑难字词，简略注释；生僻字、疑难字采用汉语拼音和直音相结合的方法注音。

7. 原书通假字保留，出注说明；异体字、古字、俗体字径改（原书作者注释中出现的异体字，如"鞕、蚘"等，予以保留）。对于不规范药名，如"黄蓍"径改为"黄芪"等。

8. 原书卷上、卷下之首有"长州张璐路玉诠次，男登诞先、倬飞畴参订，同邑李瑾怀兹较正"等语，今一并删去。

9. 原书表示"脏""腑"之义的"藏""府"未做改动。

10. 原书目录后另有正方目录，今并入目录正方下。

序 言

　　六月夏日焦烈，天道亢暵①。举大地人通病热，思少清凉不可得。予方患腹卧。予戚王公峻②，使予捉笔，为路玉先生作《缵》《绪》二论序，因强书。衰年困心③，支床强起，素昧医理，何所抽发④？幸见灌溪⑤、卤臣⑥两先生作，又昔尝往来吴会⑦，稔识路玉先生高深行履⑧，家世渊源。后又读先生自序，知其三十年广求密搜，诚乃巨手。忽有燎悟⑨，多歧一贯，湛哉妙心！真可以与于此道立言。天下之百家学术，名得实失，外合中离，口口往古先轨⑩真传秘印，而谁则果然？彼如医道及与求衣食，人所谓行其时运者也，有确行履⑪耶？要如路玉埋心三十年而后成，燎晓得悟而后言，此真实地，固非一切人驰名求利，贸趋昧己，抄袭饰说之为也。若夫伤寒一病，蒸寒成热，传经乘候，本于六气，临时施疗，非智者则一刻间，是智者亦一刻间，更不待他刻，微乎大哉！性命所系，众生者

---

① 亢暵（hàn 汉）：旱灾。
② 王公峻：不详。《张氏医通》中多次提到，应是与张璐同时的医家。
③ 衰年困心：衰老之年心意困苦，心力不足。
④ 抽发：概括阐发。
⑤ 灌溪：《序伤寒缵绪二论》的作者，胡周鼒的号。
⑥ 卤臣：本书《叙》的作者。
⑦ 吴会：吴郡、会稽的合称，指今江苏浙江一带。
⑧ 行履：此指品行。
⑨ 燎悟：明白清楚。
⑩ 先轨：先王的法度。此指古代圣贤；古代名医。
⑪ 行履：此指实践。

枢①。智少非多，请究二论，执方庶转一刻关头。大地寒伤，众生得个温和；蒸寒变热，众生又得个清凉。神而明之，存乎其人。守之不失，亦登智域②！序。

康熙丁未③东湖④通家⑤弟倪长玗⑥拜手⑦言

---

① 枢：关键。
② 守之不失，亦登智域：遵照医理而不违背，也可以算得上智慧了。
③ 丁未：康熙六年（1667）。
④ 东湖：今浙江省嘉兴市平湖市区城东。
⑤ 通家：犹世交。
⑥ 倪长玗：字伯屏，明末清初嘉兴平湖人，崇祯十年丁丑科进士，后隐居不仕。
⑦ 拜手：古代的一种跪拜礼。行礼时，跪下，两手合拢到地，头靠在手上。亦称"拜首"。古代男子跪拜礼的一种。跪后两手相拱，俯头至手。

叙

　　尝读《周礼》，疾医掌万民之疾，以五谷五药养其病，以五色、五气、五声视其生死，两①之以九窍之变，参之以五藏之动，而识②医之职，隶诸天官。故其学于是乎专，后世国无专职，家无专学。岐伯、巫彭之教，久失其真。其书虽传，皆为后人附托。惟汉张仲景《伤寒论》一书为千百年不祧之祖③，特其章句篇帙，不无散紊，自王氏、成氏相起而漫次④其文，因又作注其间，颠倒傅会，而仲景之意一晦。迨奉议⑤作《活人书》，叔微⑥编《百证歌》，模糊隐括⑦，而仲景之意再晦。即《全生》⑧《蕴要》⑨《准绳》⑩ 等书，学者咸奉为指

---

　　① 两：反复诊察。

　　② 识（zhì 治）：记。

　　③ 不祧（tiāo 挑）之祖：不迁入祧庙的祖先，一般指创业之祖。比喻创立某种事业而受到尊崇的人。祧，古代帝王远祖的祠堂。

　　④ 漫次：随意编排次序。

　　⑤ 奉议：朱奉议，宋代医学家朱肱，字翼中，号无求子，晚号大隐翁。元祐三年（1088）进士，授奉议郎，故后人亦称朱奉议。撰《南阳活人书》，或称《类证活人书》。

　　⑥ 叔微：即南宋医学家许叔微，字知可。曾为翰林学士，官至集贤殿学士，故人称其"许学士"。撰《普济本事方》（又名《类证普济本事方》）《伤寒百证歌》等书。

　　⑦ 隐括：亦作"隐栝"。指就原有的文章、著作加以剪裁改写。

　　⑧ 全生：即《全生指迷方》，又名《济生全生指迷方》。书名，三卷。宋代王贶著。

　　⑨ 蕴要：即《伤寒蕴要全书》，明代吴绶著。

　　⑩ 准绳：即《证治准绳》，书名，四十四卷。明代王肯堂著。

南，究未能推衍其奥，而仲景之意终晦于天下。近吾友喻嘉言氏，慨众喙①之支离，悯正传之榛芜②，取方中行③《条辨》重加辨释，作为《尚论》，庶几仲景之意较若列眉④，始幸晦者之不终晦也。甲辰⑤秋，余年家⑥张子路玉过娄东⑦，携所著《缵》《绪》二论示余，大要本仲景之书，别为次第，合古今百家之言，精严采择，出其心裁，辨以证治，非独章句篇帙之有伦⑧，而仲景千百年终晦之意，益彰明较著，无毫发遗憾矣。余初读之跃然喜，辗转读之忽戚然而悲，悲嘉言遽殁，不得一见其书，而与张子上下其论，相说以解也。昔许胤宗⑨善医，或劝其著书，胤宗曰："医者意也，吾意所解，口不能宣也。"今张子以三十年之学力，著书数十万言，虽旷世而相感，殆如岐伯、巫彭群聚有熊⑩之庭，共开济世生民之统⑪，

① 喙：鸟兽的嘴。此指言论、理论。
② 榛芜：草木丛杂。此指烦琐累赘。
③ 方中行：即方有执，明代伤寒学大家。字中行，号九山山人。撰《伤寒论条辨》。
④ 较若列眉：非常明白。"较"，明显；列眉，两眉对列，谓真切无疑。
⑤ 甲辰：即明崇祯十七年（1644）。
⑥ 年家：原指同年参加科举考试并一同考上的人叫同年。明末以后，往来通谒，不论有无年谊，概称年家。
⑦ 娄东：江苏太仓。
⑧ 伦：次序。
⑨ 许胤宗：南朝梁至唐代人，以医术著名，精通脉诊，用药灵活变通，不拘一法。
⑩ 有熊：黄帝的国号，代指黄帝。
⑪ 统：世代相继的系统。此指先河。

而岂《周官》疾医之专守一职也耶！张子将付剞劂①，嘉惠后学，余漫书数言，弁其首②。

康熙乙巳③春王④娄东年家弟胡周鼐⑤题

① 剞劂（jījué 机绝）：雕版，刻印。此指出版。
② 弁其首：放在前面。弁，书籍或长篇文章的序文、引言。
③ 乙巳：清康熙四年（1665）。
④ 春王：正月。按《春秋》体例，鲁十二公之元年均应书"春王正月公即位"，有些地方因故不书"正月"二字，后遂以"春王"指代正月。
⑤ 胡周鼐：明末清初人。字其章，号卤臣，崇祯十三年中进士，娄东（今江苏太仓）人。撰《葵锦堂集》。

序伤寒缵绪二论 密庵李模①撰

医，所以已病也。医之有书，所以已医之病也。下士②捃摭③陈腐，泥古执方，不惟不足以嘘春阳，而翻致秋霜陨落④。于是乎，书不能已病而适以病医⑤，害乃弥甚。盖形气之禀受不齐，时地之感触各异，病之来也不一，其传变也无定，不得已求之古人之书。而古人立言又复深隐其文，诘屈⑥其义。苟不神而明之，几何其不自误以误人耶？

伤寒家首推仲景，罔不奉为金科玉律。然往往理以文晦⑦，法以意迁⑧，浅学曲儒⑨，罕臻堂奥⑩。王叔和编次漫漶，成无己附会支离，如治丝而益棼⑪。厥后，赵以德⑫、方有执、喻嘉

---

① 李模：生卒年不详。字子木，号灌溪，一说号密庵。南直隶苏州府吴县（今属江苏）人，明代天启乙丑（1625）进士，曾任广东东莞县（今东莞市）令、监察御史、南京国子监典籍等职，后引疾辞官，杜门里居。

② 下士：古代医师称谓，指最次一等。

③ 捃摭（jùnzhí 俊直）：摘取。捃，拾取；摭，拾取；摘取。

④ 嘘春阳……陨落：意谓不能治愈疾病，反而会给病人带来更多的痛苦。嘘，熏炙；翻，反而。

⑤ 适以病医：只是使医生病。适，刚巧，恰巧；病医，使医生有问题。

⑥ 诘屈：文词艰涩难读。

⑦ 理以文晦：其理论因文辞深奥而隐晦难懂。

⑧ 法以意迁：法则因为理解不同而改变。

⑨ 曲儒：浅陋迂腐的儒生。

⑩ 臻堂奥：达到高深的境界。臻，到；堂奥，即登堂睹奥。喻含义深奥的意境或事理。

⑪ 棼（fén 坟）：通"紊"。纷乱；紊乱。

⑫ 赵以德：即赵良仁，元末明初医家。字以德，号云居。撰《金匮方衍义》。

言递为发明①，各存具体，终非全豹。下乎此者，甘辛失当，补泻违宜，用以福民生而赞化育②，益复难矣。路玉张子，敏思超悟，夐迈伦匹③，其于仲景之学，耽咀④有年，慨然曰："古人往矣，而微言不彰，后学之罪也。读古人书不能阐其秘奥，发其幽深，晰其条贯，吾负古人多矣。"爰是取仲景所著及往哲所述，既熟玩，旋复审思，既法古，仍出己见，觏缕⑤校雠⑥，辑成《缵》《绪》二论，如次第之不可淆乱也，则厘正之；如温热之不可混于伤寒也，则分隶之；如正伤寒、类伤寒之毫厘千里也，则疏明贯列⑦之；如诸家训诂之瑕瑜杂出也，则芟⑧繁就简而约存之；如本证、夹证之并见也，则穷源返本而显示之。缵⑨古圣之正宗，绪⑩百家之渺论，如川东注，如日中悬，一展卷而古人心印灿然⑪罗列，反复铅椠⑫，前后三十余载，凡十易稿而业始就，岂惟为仲景之功臣，实为寿世⑬之鸿宝⑭。是刻出，吾知尽人无不可已之病，亦无有病而不可疗之

① 发明：阐发说明。

② 赞化育：帮助化生长育。

③ 夐（xiòng 凶，去声）迈伦匹：超然不俗，无与伦匹。夐，远。

④ 耽咀（jǔ 举）：沉迷研究。咀，品味；研究。

⑤ 觏（luó 罗）缕：详细而有条理地叙述。觏，繁，琐细。

⑥ 校雠（jiàochóu 叫稠）：即校勘。谓考订书籍，纠正讹误。

⑦ 疏明贯列：简要明确地排列。

⑧ 芟（shān 山）：删除。

⑨ 缵（zuǎn 纂）：继承。

⑩ 绪：整理；叙述。

⑪ 心印灿然：思想明显。

⑫ 铅椠（qiàn 欠）：铅粉笔和木板，古人用以书写的工具，借指著作校勘。椠，古代以木削成用作书写的版片。

⑬ 寿世：使世人长寿。

⑭ 鸿宝：道教修仙炼丹之书，泛指珍贵的书籍。

医，胥天下霍然起色，张子之有造于斯道，顾不伟欤？漆园叟①之言曰：夫唯病病，是以不病②。

吾于张子则更进一解③云：

路玉表弟孤高绝伦，性不入时。少好古学，诗宗晚唐，其潜心医学已三十载，集成伤寒二书，灌翁④先生见而悦之，遂乐为之序，付之梨枣⑤，庶后之学者不患于无传，病者不苦于难治，济世之功，莫有大于此者。母舅青甫氏笃⑥于稽古丹铅⑦无虚晷⑧，有《史记隽》《名山藏》诸刻行世，两世宪副⑨皆名公卿，渊源有自，路玉之克绍⑩前贤而以博施济众为念，岂偶然哉？

康熙丙午⑪曲辕文柟⑫书并识

---

① 漆园叟：即庄子，先秦哲学家，道家代表人物之一。
② 夫唯病病是以不病：语出老子《道德经·七十一章》。意谓知道自己的错误之处，不去犯同样的错误这是高明的。
③ 解：文体的一种。此句以上为李模撰。
④ 灌翁：李模之号。
⑤ 梨枣：旧时刻版印书多用梨木或枣木，故以"梨枣"为书版的代称。
⑥ 笃：忠实；一心一意。
⑦ 丹铅：指点勘书籍用的朱砂和铅粉。后借指校订之事。
⑧ 无虚晷（guǐ 鬼）：没有虚度光阴。晷，时间。
⑨ 宪副：清代都察院副长官左副都御史的别称，监察史的副手。
⑩ 克绍：能够继承。克，能够。绍，继承。
⑪ 丙午：康熙五年（1666）。
⑫ 文柟：明末清初人。字曲辕，号溉庵，长洲（今江苏苏州）人。为文从简之子，文征明之玄孙，邑庠生。能诗，工书、画，甲申（1644）后奉亲隐居寒山，耕樵以终。大江以南称文章节义之士，门人私谥端文先生。

伤寒缵绪二论自序

古来讲仲景氏之学者，递代不乏名贤，衍释①仲景之文日多，而仲景之意转晦。何哉？人皆逐其歧路，而莫或溯其原本也。夫伤寒一道，入乎精微，未尝不易知简能②，守其糟粕，则愈趋愈远，乃至人异其指③，家异其学，淆讹相承，不可穷尽，理则固然，无足怪者。余自幼迄今，遍读伤寒书，见诸家之多歧而不一也，往往掩卷叹曰：仲景书不可以不释，不释则世久而失传；尤不可以多释，多释则辞繁而易乱。用是精研密谛④，绵历岁时，暑雨祁寒⑤，不敢暇逸。盖三十年来，靡刻不以此事为萦萦焉。后得《尚论》《条辨》《内外》⑥诸编⑦，又复广求秘本，反复详玩，初犹扞格⑧难通，久之，忽有燎悟，始觉向之所谓多歧者，渐归一贯。又久之而触手触目，与仲景之法，了无凝滞。夫然后又窃叹世之见其糟粕，而不见其精微

① 衍释：扩充引申。

② 易知简能：语出《周易·系辞上》："乾以易知，坤以简能。"谓易知易从。

③ 指：旨意；含义。

④ 密谛：佛教指微妙而真实的法门。此谓真实无谬的道理。

⑤ 暑雨祁寒：语出《尚书·君牙》："夏暑雨，小民惟曰怨咨，冬祁寒，小民亦惟曰怨咨，厥惟艰哉。"后以之作为怨嗟生计艰难之典。祁，大。

⑥ 内外：疑指吕复的《伤寒内外编》。佚。《中国医籍考》卷三十三方论（十一）："汪琥曰：王日休有《伤寒补遗》，盛启东有《六经证类》，吕沧洲有《内外编》。张氏'缵绪二论'中，每节取其语。及访其书，又秘而不传。"

⑦ 编：书。

⑧ 扞（hàn 汗）格：互相抵触。

者，当不止一人。安得有人为晰其条贯，开其晦蒙，如拨云见日，岂非吾侪一大愉快哉！昔王安道①尝有志类编而未果，至今犹为惋惜。因是不揣固陋，勉图排缵②。首将叔和编纂失序处，一一次第，详六经，明并合，疏结痞，定温热，暨痉、湿、暍等之似伤寒者，分隶而注释之。大都博采众长，贯以己意，使读者豁然归一，不致尔我迭见③，眩煌④心目也。继又节取后贤之作，分列冬温、春温、疫疠及类证、夹证、细证之辨，合为《缵》《绪》二论。缵者，祖仲景之文；绪者，理诸家之纷纭而清出之，以翼⑤仲景之法，汇明其源流。而后仲景之文相得益彰，无庸繁衍曲释⑥，自可显然不晦，庶无负三十年苦心。书成授梓⑦，请正于世之讲仲景之学者。

康熙丁未且月⑧石顽张璐识

自根⑨周蕃书

---

① 王安道：元代末年医家，撰《医经溯洄集》。

② 排缵：编排。

③ 尔我迭见：指各种不同观点多次出现或不断出现。

④ 眩煌：迷惑；迷乱。

⑤ 翼：辅助。

⑥ 繁衍曲释：增加错误的解释。

⑦ 授梓：交付雕板。谓付印。

⑧ 且月：农历六月。

⑨ 自根：周蕃之字，人称周黄头，长洲（今江苏苏州）人。

伤寒缵绪二论采用诸书

《灵枢》《素问》《难经》

《玉函经》《金匮要略》

《中藏经》《脉经》《甲乙经》

巢氏《病源》、《千金方》、王太仆《内经注》、孙兆《口诀》

成无己《伤寒注解》、《明理论》

庞安常《仲景补亡论》、朱奉议《活人书》

许叔微《伤寒百证》、许弘《内台方论》

赵嗣真《伤寒论》、张子和《儒门事亲》

刘河间《伤寒标本》、葛雍《伤寒直格》

马宗素《伤寒医鉴》、戴同父《疫疠方论》

洁古《要略》、东垣《十书》

罗谦甫《卫生宝鉴》、《制药秘旨》

朱丹溪《伤寒辨疑》、赵以德《金匮衍义》

滑伯仁《医说》、《医按》、戴复庵《证治要诀》

刘宗厚《玉机微义》、王日休《伤寒补遗》

王安道《读伤寒论宣明论原病式说》

盛启东《医林黄冶》、《伤寒六经证辨》

陶节庵《伤寒六书》、朱玉符《全生集》

马玄台《素问注》、邵元伟《医学纲目》

虞天民《医学正传》、薛立斋十六种

赵养葵《医贯》、吕沧州《伤寒内外编》

方中行《伤寒条辨》、郑虚菴《女科万金方》

王肯堂《证治准绳》、李时珍《本草纲目》

张介宾《类经》、张三锡《医学六要》

江篁南《名医类按》、吴绶《伤寒蕴要》

唐恕斋《原病集》、吴鹤皋《医方考》

吴又可《瘟疫论》、周慎斋《三书》

《观舌心法》、陈长卿《伤寒五法》

董橘斋《伤寒秘要》、戈存橘《补天石》

李士材《沙篆》、《伤寒括要》、《顺生微论》

喻嘉言《尚论篇》、《寓意草》、《法律》、《语录》

施笠泽《祖剂》、张卿子《参伤寒论》

张隐菴《注金匮要略》、《伤寒宗印》

卢子繇《疏钞金錍》、陆丽京《医林新论》

目 录

卷　上

太阳上篇

病在三阴，则有传经直中之异。在三阳，则有在经在府之分。而太阳更以伤寒营，风伤卫，营卫俱伤为大关钥①。故篇中分辨风寒营卫甚严，不敢漫次一条。即犯本坏证，结胸痞满，分隶各自为篇，非但不仍叔和之旧，并不若《尚论》之混收温热条例于伤寒法中。至于释义，则嘉言独开生面，裁取倍于诸家，读者毋以拾唾前人为诮②也。

病有发热恶寒者，发于阳也。无热恶寒者，发于阴也。发于阳者七日愈，发于阴者六日愈。以阳数七阴数六故也。

此条以有热无热，证阳病阴病之大端③。言阳经受病，则恶寒发热。阴经受病，则无热恶寒。《尚论》以风伤卫气为阳，寒伤营血为阴，亦属偏见。发于阳者七日愈，阳，奇数也，阳常有余，故六日周遍六经，余热不能即散。至七日，汗出身凉而愈。阴，偶数也，阴常不足，故六日周遍六经，则阳回身暖而愈也。

上条统论阴阳受病之原。

太阳之为病，脉浮，头项强痛而恶寒。

脉浮者，邪气并于肌表也。头项强痛者，太阳经脉上至于头也。恶寒者，虽发热而犹恶寒不止，非无热也。以始热汗未

---

①　关钥：锁匙，比喻关键。
②　诮（qiào 窍）：责备；讥讽。
③　大端：主要方面。

泄，故脉但浮不缓耳。

太阳病，发热，汗出，恶风，脉缓者，名为中风。

上条但言脉浮恶寒，而未辨其风寒营卫。此条即言脉浮缓，发热自汗，而始识其为风伤卫也。风属阳，从卫而入。《经》云阳者卫外而为固也，今卫疏，故自汗出而脉缓。

太阳中风，阳浮而阴弱。阳浮者，热自发。阴弱者，汗自出。啬啬恶寒，淅淅恶风，翕翕发热，鼻鸣干呕者，桂枝汤主之。

阳浮阴弱，即与卫强营弱同义。阳浮者，阳邪入卫，脉必外浮。阳性本热，风又善行，所以发热快捷。不待郁闭自发也。阴弱者，营无邪助，比卫不足，脉必内弱。阴弱不能内守，阳疏不为外固，所以致汗直易，不待覆盖自出也。自汗既多，则营益弱矣。啬啬恶寒，内气馁也。淅淅恶风，外体疏也。恶风未有不恶寒者，世俗相传，谓伤风恶风，伤寒恶寒，误人多矣。翕翕发热，乃气蒸湿润之热，比伤寒之干热不同。鼻鸣者，阳气上壅也。干呕者，阳邪上逆也。若外邪不解，势必传里。鼻鸣干呕便是传入阳明之候。是以呕则传，不呕则不传也。故用桂枝汤解肌表之阳邪，而与发汗驱出阴寒之法，迥乎角立①也。

太阳病，头痛发热，汗出恶风者，桂枝汤主之。

太阳病，外证未解，脉浮弱者，当以汗解，宜桂枝汤。

外证未解，曾服过发汗药可知。

太阳病，发热汗出者，此为营弱卫强，故使汗出。欲救邪风者，宜桂枝汤。

卫得邪助而强，营无邪助，故为弱也。

---

① 角立：对立。

病人藏无他病，时发热自汗出而不愈者，此为卫气不和也，先其时发汗则愈，宜桂枝汤主之。

里无宿病，而表中风邪，汗出不愈者，必是卫气不和之故，设入于营，则里已近灾，未可宴然①称无病矣。时发热者，有时发热，有时不热，故先于未发热时，用解肌之法也。

病常自汗出者，此为营气和。营气和者外不谐，以卫气不共营气和谐故尔，以营行脉中，卫行脉外，复发其汗，营卫和则愈，宜桂枝汤。

此明中风病，所以卫受邪风，营反汗出之理，见营气本和，以卫受风邪，不能内与营气和谐，汗但外泄，虽是汗出，复宜发汗，使风邪外出，则卫不强而与营和矣。

太阳病，初服桂枝汤，反烦不解者，先刺风池、风府，却与桂枝汤则愈。

服汤反烦，必服药时不如法，不啜热粥助药力，肌窍未开，徒用引动风邪，漫无出路，势必内入而生烦也。中风未传变者，舍桂枝解肌，别无治法，故刺后仍服桂枝汤则愈。今虽不用刺法，此义不可不讲。

《内编》②云：服桂枝汤反烦不解，本汤加羌、辛、藁本，通其督脉者愈，即是刺风池、风府之意。

《内经》云："有病汗出而身热者，风也。汗出而烦满不解者，厥也。"病名风厥，言烦满不解，必致传入阴经而发热厥也。

太阳病，头痛，至七日已上自愈者，以行其经尽故也。若

---

① 宴然：安定貌；平安貌。
② 内编：疑为吕复《伤寒内外编》中的《内编》。

欲作再经者，针足阳明，使经不传则愈。

针足阳明，言刺冲阳，使邪归并阳明，不犯他界也，他经则不然。盖阳明中土，万物所归，无所复传之地也。或言伤寒多有六七日尚头痛不止者，《经》言"七日太阳病衰，头痛少愈"，则知其病六日犹在太阳，至七日而始衰也。所谓"七日经尽"者，言邪气虽留于一经，而人之营卫流行，六日周遍六经，至七日复行受邪之经，正气内复，邪气得以外解也。若七日不罢，则邪热势盛，必欲再经而解，非必尽如一日太阳，二日阳明，六日传尽六经之为准则也。

风家表解而不了了者，十二日愈。

风邪虽去，而阳气之扰攘，未得遽宁。俟十二日再周一经，则余邪尽出，必自愈矣。当静养以需，不可喜功生事也。

太阳病，外证未解者，不可下也，下之为逆。欲解外者，宜桂枝汤主之。

下之为逆，不独指变结胸等证而言，即三阴坏病，多由误下所致也。

太阳病，先发汗不解，而复下之，脉浮者不愈，浮为在外，而反下之，故令不愈。今脉浮，故知在外，当须解外则愈，宜桂枝汤主之。

虽已下而脉仍浮，表证未变者，当急解其外也。

夫病脉浮大，问病者，言但便鞕耳，设利之为大逆，硬为实，汗出而解，何以故？脉浮当以汗解。鞕、硬同。

脉浮为邪在表，其人大便虽数日不行，不足虞①也。设里实燥结，必腹胀硬满，又不得不从证下之，以其证急也。即如

---

① 虞：担心；忧虑。

阳明例中，有"脉浮而大，心下反硬，有热属，藏者攻之，不令发汗"一条，以其燥屎逆攻脾藏，所以心下反硬，不可泥心下为阳分，脉浮为表邪，而行发汗也。此则病人津液素槁，大便但硬而无所苦，亦不致于结痛攻脾，只宜小建中汤多加胶饴以和之，表解热除而津回，大便自通矣。不得已用导法可也，设误用承气攻之，则表邪内犯，故为大逆，与寸口脉浮大，而医反下之，此为大逆同意，是皆凭脉不凭证也。

欲自解者，必当先烦，乃有汗而解，何以知之？脉浮，故知汗出解也。

天地郁蒸①而雨作，人身烦闷而汗作，气机之动也。气机一动，则其脉必与证相应，故脉浮而邪还于表，才得有汗，而外邪尽从外解。设脉不以浮应，则不能作汗，其烦即为内入之候，又在言外矣。

桂枝本为解肌，若其人脉浮紧，发热汗不出者，不可与也。常须识此，勿令误也。

寒伤营之脉证，不可误用桂枝汤，以中有芍药收敛寒邪，漫无出路，留连肉腠，贻患无穷，故为首禁。

凡服桂枝汤吐者，其后必唾脓血也。

桂枝辛甘，本胃所喜，服之反吐，其人湿热素盛可知矣。湿热更服桂枝，则热愈淫溢上焦，蒸为败浊，故必唾脓血也。

酒客病，不可与桂枝汤，得汤则呕，以酒客不喜甘故也。

酒为湿热之最，酒客平素湿热搏结胸中，才挟外邪，必增满逆，所以辛甘之法不可用，则用辛凉以撤其热，辛苦以消其满，自不待言矣。后人不察，每以葛根为酒客所宜，殊不知又

---

① 郁蒸：闷热。

犯太阳经之大禁也。

上为桂枝汤三禁。

已上风伤卫。

太阳病，或已发热，或未发热，必恶寒，体痛，呕逆，脉阴阳俱紧者，名曰伤寒。

凡伤寒必恶寒发热，体痛，呕逆，脉阴阳俱紧，或未发热者，寒邪初入，尚未郁而为热也。仲景虑恶寒体痛呕逆，又未发热，恐误认直中阴经之证，早于辨证之先，首揭此语以明之。

病人身大热，反欲得近衣者，热在皮肤，寒在骨髓也。身大寒反不欲近衣者，寒在皮肤，热在骨髓也。

恶寒为寒在表，或身热恶寒，为热在皮肤，寒在骨髓者，皆误也。而《活人书》以此为表里言之，详仲景论，止分皮肤骨髓而不曰表里者，盖以皮、肉、脉、筋、骨五者，主于外而充于身者也。惟曰藏曰府，方可言里。可见皮肤即骨髓之上，外部浮浅之分。骨髓即皮肤之下，外部深沉之分，与经络属表、藏府属里之例不同。凡虚弱素寒之人，感邪发热，热邪浮浅，不胜沉寒，故外怯而欲得近衣，此所谓热在皮肤，寒在骨髓，药用辛温汗之。至于壮盛素热之人，或酒客辈感邪之初，寒未变热，阴邪闭其伏热，阴凝于外，热郁于内，故内烦而不欲近衣，此所谓寒在皮肤，热在骨髓，药用辛凉必矣。一发之后，表解正和，此仲景不言之妙。若以皮肤为表，骨髓为里，则麻黄汤证，骨节疼痛，其可名为有表复有里之证耶？

伤寒一日，太阳受之，脉若静者为不传。颇欲吐，若躁烦脉数急者为传也。伤寒二三日，阳明少阳证不见者为不传也。

此条言病欲传不传之候，以此消息，盖营起中焦，以寒邪伤营，必脉紧无汗，故欲传则欲吐，躁烦，脉数急也。若风伤卫，则自汗脉缓，故欲传，但有干呕而无吐，亦无躁烦脉数急之例也。

太阳病，头痛发热，身疼腰痛，骨节疼痛，恶风，无汗而喘者，麻黄汤主之。

人身之阳，既不得宣越于外，则必壅塞于内，故令作喘。寒气刚劲，故令脉紧耳。汗者血之液，血为营，营强则腠理闭密，虽热汗不出，故以麻黄汤重剂发之，《内经》所谓"因于寒，体若燔炭，汗出而散"是也。麻黄发汗最猛，故以桂枝监之，甘草和之，杏仁润下以止喘逆也。方后著云"不须啜粥"者，伤寒邪迫于里，本不能食，若强与食，反增其剧也。

脉浮者，病在表，可发汗，宜麻黄汤。脉浮而数者，可发汗，宜麻黄汤。

脉浮而紧，当用麻黄。若浮而不紧，虽有似乎中风，然有汗无汗迥异，故不复言病证耳。至于浮数，其邪变热已极，并宜麻黄发汗无疑也。

伤寒发汗，解半日许，复烦，脉浮数者，可更发汗，宜桂枝汤主之。

明系汗后表疏，风邪袭入所致，宜改用桂枝汤者，一以邪传卫分，一以营虚不能复任麻黄也。

伤寒不大便六七日，头痛有热者，与承气汤。其小便清者，知不在里，仍在表也，当须发汗。若头痛者必衄，宜桂枝汤。

六七日不大便，明系里热，况有热以证之，更无可疑，故虽头痛，必是阳明热蒸，可与承气汤。然但言可与，不明言大小，其旨原不在下，不过借此以证有无里热耳。若小便清者，为里无热，邪未入里可知，则不可下，仍当散表，以头痛有热，寒邪怫郁于经，势必致衄。然无身疼目瞑，知邪气原不为重，故不用麻黄而举桂枝，以解散营中之邪热，则寒邪亦得解散矣。

太阳病，脉浮紧，无汗，发热，身疼痛，八九日不解，表证仍在，此当发其汗，麻黄汤主之。服药已微除，其人发烦目瞑，剧者必衄，衄乃解，所以然者，阳气重故也。

世本"麻黄汤主之"，在"阳气重故也"下，今正之。

服药已微除，复发烦者，余邪未尽也。目瞑烦剧者，热盛于经，故迫血妄行而为衄，衄则余热随血而解也。以汗后复衄，故为阳气重也。或言汗后复衄，而热邪仍未尽，重以麻黄汤散其未尽之邪，非也，若果邪热不尽，则"衄乃解"三字从何着落？八九日不解，则热邪伤血已甚，虽急夺其汗，而营分之热不能尽除，故必致衄，然后得以尽其余热也。将衄何以目瞑？以火邪载血而上，故知必衄乃解。《内经》曰"阳络伤则血外溢，血外溢则衄"，又云"阳气盛则目瞑，阴气盛则目瞑"，以阳邪并于阴，故为阴盛也。

太阳病，脉浮紧，发热，身无汗，自衄者愈。

衄血成流，则邪热随血而散，夺血则无汗也。设不自衄，当以麻黄汤发之，发之而邪解，则不衄矣。发之而余邪未尽，必仍衄而解。

伤寒，脉浮紧，不发汗，因致衄者，麻黄汤主之。

脉浮紧，当以汗解，失汗则邪郁于经不散而致衄，衄必点滴不成流，此邪热不得大泄，病必不解，急宜麻黄汤汗之，夺汗则无血也。

仲景云"衄家不可发汗"，"亡血家不可发汗"，以久衄无血已多，故不可发汗复夺其血也。此因当汗不汗，热毒蕴结而成衄，故宜发其汗，则热得泄而衄自止矣。

伤寒二三日，心中悸而烦者，小建中汤主之。呕家不可用建中汤，以甜故也。

阳气内虚而心悸，阴气内虚而心烦，将来邪与虚搏，必致危困，急用建中养正祛邪，庶免内入之患。又虑心悸为水饮停蓄，烦为心气不宁，故复以呕证之。盖呕为湿热在膈上，故禁甜味恋膈耳。

按：小建中本桂枝汤，风伤卫药也，中间但加饴倍芍以缓其脾，使脾胃行其津液，则营卫自和，即命之曰建中，其旨微矣。

脉浮紧者，法当身疼痛，宜以汗解之，假令尺中迟者，不可发汗，何以知其然？以营气不足血少故也。

尺中脉迟，不可用麻黄发汗，当频与小建中和之，和之而邪解，不须发汗，设不解，不妨多与，俟尺中有力，乃与麻黄汗之可也。

脉浮数者，法当汗出而愈，若下之而身重心悸者，不可发汗，当自汗出乃解，所以然者，尺中脉微，此里虚，须表里实，津液自和，便自汗出愈。

误下身重心悸，纵脉仍浮数，亦不可复发其汗。设尺脉微，为里阴素虚，尤为戒也。脉浮而数，热邪已甚，将欲作汗也，反误下之，致汗湿内外留著，所以身重心悸，当与小建中和其津液，必自汗而愈。

伤寒，头痛，翕翕发热，形象中风，常微汗出自呕者，下之益烦，心中懊侬如饥，发汗则致痉，身强难以屈伸，熏之则发黄，不得小便，久则发咳唾。

阳虚多湿之人，虽感寒邪，亦必自汗发热而呕，有似中风之状，发散药中，便须清理中气以运痰湿，则表邪方得解散。设有下证，则宜渗利小水为主，若误用正汗正下法治之，便有如上变证也。

伤寒，发热头痛，微汗出，发汗则不识人，熏之则喘，不得小便，心腹满，下之则短气，小便难，头痛项强，加针则衄。

阴虚多火之人，才感外邪，便发热头痛倍常，即辛凉发散药中，便宜保养阴血。设用辛热正发汗药，津液立枯，邪火弥炽，遂致烦乱不识人也。若误熏误下温针，宁无若是变证乎？

已上寒伤营。

寸口脉浮而紧，浮则为风，紧则为寒，风则伤卫，寒则伤营，营卫俱病，骨节烦疼，当发其汗也。

太阳中风，脉浮紧，发热，恶寒，身疼痛，不汗出而烦躁者，大青龙汤主之。若脉微弱，汗出，恶风者，不可服，服之则厥逆，筋惕肉瞤，此为逆也，以真武汤救之。

宗印①无后六字，世本作"大青龙汤主之"，今依《尚论》改正。

天地郁蒸，得雨则和，人身烦躁，得汗则解。大青龙证，为其身中原有微汗，寒邪郁闭，不能透出肌表，由是而发烦躁，与麻黄汤证之无汗者迥殊，故用之发汗以解其烦躁也，所以暴病便见烦躁，信为营卫俱伤无疑。此方原为不得汗者取汗，若汗出之烦躁，全非郁蒸之比，其不借汗解甚明，加以恶风脉微弱，则是少阴亡阳之证。若脉浮弱汗出，恶风而不烦躁，即是太阳中风之证，皆与此汤不相涉也。误用此汤，宁不致厥逆惕瞤而速其阳之亡耶？

按：误服大青龙亡阳，即当用四逆汤回阳，乃置而不用，更推重真武一汤以救之者，其义何居？盖真武者，北方司水之神，龙惟借

---

① 宗印：即《伤寒论宗印》，书名。八卷。清代医家张志聪撰。

水，可能变化。设真武不与之水，青龙不能奋然升天可知矣，故方中用茯苓、白术、芍药、附子，行水收阴醒脾崇土①之功，多于回阳，名为真武汤，乃收拾分驰离绝之阴阳，互镇于少阴北方之位，全在收拾其水，使龙潜而不能见也。设有一毫水气上逆，龙即遂升腾变化，纵独用附子、干姜以回阳，其如魄汗不止，何哉？人身阳根于阴，其亡阳之证，乃少阴肾中之真阳飞越耳，真阳飞越，亟须镇摄归根，阳既归根，阴必翕然②从之，阴从则水不逆，而阳不孤矣，岂更能飞越乎？

伤寒脉浮缓，身不疼，但重，乍有轻时，无少阴证者，小青龙汤发之。

世本作大青龙汤发之，从《内编》改正。

按：前条"脉浮紧，身疼，不汗出而烦躁"，皆寒伤营之候，惟烦为风伤卫，反以"中风"二字括其寒证，处方全用麻黄汤，加石膏以解内烦，姜、枣以和营气也。此脉浮缓，身不疼，皆风伤卫之证，惟身重为寒伤营血，然乍有轻时，不似伤寒之身重而烦疼。骨节腰痛，亦无少阴之身重但欲寐，昼夜俱重也。身重者，寒也，乍轻者，风也，虽营卫并伤，实风多寒少，反以"伤寒"二字括其风证，处方用桂枝加麻黄以散寒。盖营卫郁热，必作渴引饮，然始病邪热未实，水不能消，必致停饮作咳，故先用半夏以涤饮，细辛、干姜以散结，五味以收津，恐生姜辛散，领津液上升，大枣甘温，聚水饮不散，故去之。发之者，发散风水之结，非大发汗也。仲景又申明无少阴证者，以太阳与少阴合为表里，其在阴精素虚之人，表邪不俟传经，早从膀胱袭入肾藏者有之，况两感夹阴等证，临病犹当细察。设少阴不亏，表邪安能飞渡，而见身重欲寐等证耶？故有少阴证者，不得已而

① 崇土：重视脾胃。
② 翕然：和顺貌。

行表散，自有温经散邪，两相绾照①之法，岂可竟用青龙，立铲孤阳之根乎？

伤寒表不解，心下有水气，干呕发热而咳，或渴，或利，或噎，或小便不利，少腹满，或喘者，小青龙汤主之。

此即前证发迟而致水饮停畜也。水寒相搏，则伤其肺。人身所积之饮，或上或下，或热或冷，各自不同，而肺为总司，但有一二证见，即水逆之应，便宜小青龙汤散邪逐水，不欲如大青龙兴云致雨之意也。

若微利者去麻黄，加荛花如鸡子大，熬，令赤色。若渴者，去半夏，加栝蒌根三两。若噎者，去麻黄，加附子一枚炮。若小便不利少腹满，去麻黄，加茯苓四两。若喘者，去麻黄，加杏仁半升，去皮尖。

本方主发散，故用麻黄。若主利水，多去麻黄，而加行水药也。荛花利水，水去利自止。噎者，水寒之气相搏于里，故去麻黄而加附子。

伤寒，心下有水气，咳而微喘，发热不渴，小青龙汤主之。服汤已，渴者，此寒去欲解也。

世本"小青龙汤主之"在"寒去欲解也"下，错简②也。

风寒挟水饮上逆，津液虽有阻滞而未即伤，故不渴。服汤后，饮与津液俱亡，故反渴。渴则知津液暴伤而未得复，是为寒去欲解之征，所以虽渴而不必复药，但当静俟津回可也。

咳而微喘，为水饮泛溢，今水去而渴，与水逆而渴不同。

已上营卫俱伤。

咽喉干燥者，不可发汗。

其人胃家津液素亏，所以咽中干燥，若不慎而误发其汗，重夺津液，而成喉痹唾脓血也。此与咽中闭塞，似同实异，此戒发汗以夺阳明之津，彼戒发汗以夺少阴之血也。

淋家不可发汗，发汗必便血。

淋家膀胱素伤，更汗则愈扰其血，故从溺而出也。

疮家虽身疼痛，不可发汗，发汗则痉。

疮家肌表素虚，营血暗耗，更发其汗，则外风袭虚，内血不营，必致痉也。

衄家不可发汗，汗出必额上陷脉急紧，直视不能瞬，不得眠。

久惯衄家，清阳之气素伤，更发其汗，以虚其虚，则两额之动脉必陷，故眦①急不能卒视，不得眠。盖目与额皆阳明部分也。此与"伤寒，脉浮紧，不发汗，因致衄者"，虚实悬殊，不可不辨。

亡血家不可发汗，发汗则寒栗而振。

血亡则阳气孤而无偶，汗之则阳从汗越，所以不发热而反寒栗也。

汗家重发汗，必恍惚心乱，小便已，阴疼。

平素多汗，更发其汗，则心藏之血伤，而心神恍惚，膀胱之血亦伤，而便已阴疼也。

咽中闭塞，不可发汗，发汗则吐血，气欲绝，手足厥冷，欲得蜷卧，不能自温。

其人肾藏真阳素亏，故咽中闭塞，汗之则并夺其阳，血无所依，即吐血，厥冷，蜷卧，非四逆汤温经回阳可拟也。

---

① 眦（zì字）：眼角。

咳而小便利，若失小便者，不可发汗，汗出则四肢厥冷。

咳而小便失者，膀胱虚寒也。发汗必传少阴，而成四肢逆冷矣。

诸脉得数动微弱者，不可发汗，发汗则大便难，腹中干，胃燥而烦。

脉虽动数，而微弱者，为表虚自汗，汗之更竭其津，必胃干烦躁也。

诸逆发汗，病微者难差，剧者言乱，目眩者死。差、瘥同。

诸逆发汗，言凡有宿病之人，阴血本虚，若误用汗剂重夺其血，则轻者必重，重者转剧，剧者言乱目眩，以虚热生风，风主眩晕故也。

咽喉干燥，不可发汗，常器之①云与小柴胡汤。石顽曰宜小建中。淋家不可发汗，发汗必便血，常云猪苓汤。石顽曰未汗黄芪建中。疮家不可发汗，王日休②云小建中加归芪，常云误汗成痉，桂枝加葛根汤。石顽曰漏风发痉，桂枝加附子汤。衄家不可发汗，许叔微云黄芪建中，夺汗动血，加犀角。吕沧洲③云小建中加葱豉，误汗直视者不治。亡血家不可发汗，常云小柴胡加芍药。石顽曰黄芪建中，误汗振栗，苓桂术甘汤加当归。咽中闭塞不可发汗，庞安常④云甘草干姜汤。孙兆⑤云黄芪建中加葱豉。误汗吐血，炙甘草汤。厥冷当归四逆。咳而失

---

① 常器之：即常颖士。宋代医家。

② 王日休：明代医家。撰《伤寒补遗》，后佚。

③ 吕沧州：即吕复。元明间医家，字元膺，号沧州。撰《长沙伤寒十释》等书。

④ 庞安常：即庞安时。宋代医家，自号蕲水道人。撰《伤寒总病论》等书。

⑤ 孙兆：北宋医家。撰《伤寒方》等书。

小便者，不可发汗，郭白云①云甘草干姜汤，当归四逆汤。石顽曰未汗甘草干姜加葱豉，误汗厥冷，当归四逆，汗后小便反数，茯苓甘草汤。诸脉得数动微弱者，不可发汗，郭云小建中汤。王云误汗烦躁便难者，炙甘草汤。汗家重发汗，小便已阴疼者，常云一味禹余粮散。王云用禹余粮、赤石脂、生梓白皮、赤小豆等分，捣筛蜜丸弹丸大，水煮日二服。

已上宿病禁汗例。

太阳病欲解时，从巳至未上。

凡病欲解之时，必从其经气之王②。太阳者，盛阳也，故从巳午未之王时而病解。

上条太阳经自解候。

① 郭白云：即郭雍。宋代医家，字子和，号白云。撰《伤寒补亡论》。
② 王：通"旺"。《素问·至真要大论》："治其王气，是以反也。"

中风发热，六七日不解而烦，有表里证，渴欲饮水，水入即吐者，名曰水逆，五苓散主之，多饮暖水，汗出愈。

伤风原有汗，以其有汗也，延至日久，不行解肌之法，汗出虽多，徒伤津液，表终不解，转增烦渴，邪入于府，饮水则吐者，名曰水逆，乃热邪挟积饮上逆，以故外水格而不入也。服五苓散后，频溉热汤，得汗则表里俱解，所以一举两得之也。膀胱为津液之府，用以通调水道，则火热自化，津液得全矣。

发汗后，水药不得入口为逆，若更发汗，必吐下不止。

水药不得入口为逆，言水逆也。若更发汗，必吐下不止者，以其原有蓄积痰饮，发汗徒伤胃中清阳之气，必致中满，若更与发汗，则水饮上蒸而为吐逆，下渗而为泄利矣。凡发汗药皆然，不独桂枝当禁，所以太阳水逆之证，不用表药，惟五苓散以导水，服后随溉热汤以取汗，所谓两解表之法也。

太阳病，发汗后大汗出，胃中干，烦躁不得眠，欲得饮水者，少少与饮之，令胃气和则愈。若脉浮小便不利，微热消渴者，与五苓散主之。

不行解肌，反行发汗，致津液内耗，烦躁不眠，求救于水，若水入不解，脉转单浮，则无他变而邪还于表矣。脉浮本当用桂枝，何以变用五苓耶？盖热邪得水，虽不全解，势必衰其大半，所以邪既还表，其热亦微，兼以小便不利，证成消渴，则府热全具，故不单解而从两解也。

发汗已，脉浮数，烦渴者，五苓散主之。

脉浮数而烦渴，则津液为热所耗而内燥，里证具矣。津液内耗，宜用四苓以滋其内，而加桂以解其外，则术用苍，桂用枝，从可推矣。

凡方中用一"桂"字，不分桂枝、肉桂者皆然，非独此也。

病在阳，应以汗解之，反以冷水潠之，若灌之，其热被劫不得去，弥更益烦，肉上粟起，意欲饮水，反不渴者，服文蛤散，若不差者，与五苓散。

此条旧与小陷胸、白散合为一条，殊不可解。盖表邪不从表散，反灌以水劫其邪，必致内伏，或入少阴之经，或犯太阳之本，故以二汤分主。按：文蛤为止渴圣药，仲景取治意欲饮水而反不渴者，其意何居？盖水与邪气渗入少阴之经，以其经脉上循喉咙，故意欲饮水，缘邪尚在经中，未入于里，故反不渴，斯时不用咸寒收阴泻阳，使邪留变热，必致大渴引饮也，所以《金匮》云"渴欲饮水不止者，文蛤散主之"，则知文蛤专治内外水饮也。服文蛤不差，知邪不在少阴之经，定犯膀胱之本，当与五苓散无疑。

身热皮粟不解，欲引衣自覆，若以水潠之洗之，益令热不得出，当汗而不汗则烦，假令汗出已，腹中痛，与芍药三两，如上法。

身热皮粟不解，欲引衣自覆者，此热在皮肤，寒在骨髓也，法当汗出而解，反潠洗以水，致令客热内伏不出，虽烦而复畏寒，似渴而仍不渴，似乎邪客少阴之经，及与文蛤散不差，其邪定匿膀胱，故与五苓两解之法，服后汗出，而腹中反痛者，此又因五苓药引阳邪内陷之故。但阳邪内陷，曷不用小建中，而反与芍药？又云"如上法"，何耶？盖平昔阴气内虚，阳邪内陷之腹痛，当与小建中和之，误用承气下药，致阳邪内陷之腹痛，则宜桂枝加芍药和之。因五苓利水，而引阳邪内陷之腹痛，仍用五苓加芍药和之。三法总不离乎桂枝、芍药也。"如上法"

者，言即入于先前所服之药内也。

伤寒，汗出而渴者，五苓散主之。不渴者，茯苓甘草汤主之。

汗出而渴者用五苓散，以邪气犯本，必小便不利也。若汗出不渴，而小便虽不利，知邪热骎骎①欲犯膀胱，而犹未全犯本也，故用桂枝汤中之三，五苓散中之一，少示三表一里之意为合剂耳。

太阳病，小便利者，以饮水多，必心下悸。小便少者，必苦里急也。

小便利者，以饮水过多，水与邪争，必心下悸也。小便少者，必苦里急，明是邪热足以消水，故指为里证已急也。观上条"不渴者，茯苓甘草汤主之"，治法具矣。

已上风伤卫犯本。

太阳病不解，热结膀胱，其人如狂，血自下，下者愈。其外不解者，尚未可攻，当先解外。外解已，但少腹急结者，乃可攻之，宜桃核承气汤。

邪热搏血，结于膀胱，必沸腾而侮心火，故其人如狂，见心虽未狂，有似乎狂，以血为阴类，不似阳邪内结之狂越也。血自下者，邪热不留，故愈。若少腹急结，则膀胱之血虽畜而不行，须先解外乃可攻，其攻法亦自不同，必用桃仁增入承气以达血所，仍加桂枝分解外邪，即如五苓、大柴胡两解表里同义。

太阳病六七日，表证仍在，脉微而沉，反不结胸，其人发狂者，以热在下焦，少腹当硬满，小便自利者，下血乃愈。所

---

① 骎骎（qīn 亲）：迅疾貌。

以然者，以太阳随经瘀热在里故也，抵当汤主之。

　　此条之证，较前条更重，且六七日表证仍在，曷为不先解其外耶？又曷为攻里药中不兼加桂枝耶？以脉微而沉，反不结胸，知邪不在上焦而在下焦也。若少腹硬满，小便自利，则其人之发狂者，为血畜下焦无疑，故下其血自愈。盖邪结于胸，则用陷胸以涤饮，邪结少腹，则用抵当以逐血，设非此法，则少腹所结之血，既不附气而行，更何药可破其坚垒哉！

　　太阳病，身黄，脉沉结，少腹硬，小便不利者，为无血也。小便自利，其人如狂者，血证谛也，抵当汤主之。

　　血证为重证，抵当为重药，恐人当用而不敢用，故重申其义。言身黄、脉沉结、少腹满三者，本为畜血之证，然只见此，尚与黄相邻，必其人如狂，小便自利，为血证无疑。设小便不利，乃热结膀胱，无形之气病，为发黄之候也。其小便自利，则膀胱之气化行，然后少腹结满者，允①为有形之畜血也。

　　伤寒有热，少腹满，应小便不利，今反利者，为有血也，当下之，不可余药，宜抵当丸。

　　变汤为丸者，恐荡涤之不尽也，煮而连滓服之，与大陷胸丸同意。

　　已上寒伤营犯本。

---

① 允：确实。

太阳下篇

　　太阳病三日，已发汗，若吐，若下，若温针，仍不解者，此为坏病，桂枝不中与也，观其脉证，知犯何逆，随证治之。

　　相传伤寒过经日久，其证不解，谓之坏病，遂与过经不解之病无辨，仲景止言三日，未尝言过经日久不痊也。所谓坏病者，言误汗吐下温针，病仍不解，表证已罢，邪气入里，不可复用桂枝也。设桂枝证尚在，不得谓之坏病矣。至于过经不解，不但七日传之不尽，即十余日、十三日尚有传之不尽者，其邪犹在三阳留恋，故仲景主以大柴胡，柴胡、芒硝调胃承气，随证虚实而解其热也。《经》云：七日太阳病衰，头痛少愈。可见太阳一经，有行之七日已上者。太阳既可羁留多日，则阳明少阳亦可羁留，过经漫无解期矣。若谓六经传尽，复传太阳，必无是理，惟病有传过三阴而脉续浮发热者，此正气内复，迫邪出外而解，必不复传也，岂有厥阴两阴交尽于里，复从皮毛再入太阳之事耶？

　　太阳病发汗，汗出不解，其人仍发热，心下悸，头眩，身瞤动，振振欲擗地者，真武汤主之。

　　此本误用大青龙因而致变者立法也。汗出虽多，而热不退，则邪未尽而正已大伤。况里虚为悸，上虚为眩，经虚为瞤，身振振摇，无往而非亡阳之象，所以行真武把关坐镇之法也。

　　太阳病，发汗，遂漏不止，其人恶风，小便难，四肢微急，难以屈伸者，桂枝加附子汤主之。

　　大发其汗，致阳气不能卫外，而汗漏不止，即"如水流漓"之互辞也。恶风者，腠理大开，为风所袭也。小便难者，津液外泄，而不下渗，兼卫气外脱，而膀胱之气化不行也。四肢微

伤寒缵论

二〇

急，难以屈伸者，过汗亡阳，筋脉失养，兼袭虚风而增其劲也，故加附子于桂枝汤内，温经散寒。用桂枝汤者，和在表之营卫。加附子者，壮在表之元阳，本非阳虚，是不用四逆也。

发汗后，身疼痛，脉沉迟者，桂枝加芍药生姜各一两，人参三两，新加汤主之。

此本桂枝证，误用麻黄，反伤营血，阳气暴虚，故脉反沉迟而身痛也。此脉沉迟与尺迟大异，尺迟乃元气素虚，此六部皆沉迟，为发汗新虚，故仍用桂枝和营，加芍药收阴，生姜散邪，人参辅正，名曰新加汤，明非桂枝旧法也。

发汗后腹胀满者，厚朴生姜甘草半夏人参汤主之。

吐下腹胀为实，以邪气乘虚入里也。此本桂枝证，误用麻黄发汗，津液外泄，脾胃气虚，阴气内结，壅而为满，故以益脾和胃降气涤饮为治也。

发汗后，其人脐下悸者，欲作奔豚，茯苓桂枝甘草大枣汤主之。

汗本心之液，发汗后脐下悸者，脾气虚而肾气发动也，明系阴邪留着，欲作奔豚之证，肾邪欲上凌心，故脐下先悸。取用茯苓桂枝，直趋肾界，预伐其邪，则中宫①始得宁静耳。

发汗过多，其人叉手自冒心，心下悸，欲得按者，桂枝甘草汤主之。

发汗过多，误用麻黄也，误汗伤阳，胸中阳气暴虚，故叉手冒心，虚而欲得按也。本桂枝证，故仍用桂枝甘草汤，以芍药助阴，姜枣行津，汗后阳虚，故去之。

未持脉时，病人叉手自冒心，师因教试令咳而不咳者，此

① 中宫：指脾胃。

必两耳聋无闻也，所以然者，以重发汗，虚，故如此。

此示人推测阳虚之一端也，阳虚耳聋，与少阳传经耳聋迥别，亟宜固阳为要也。叉手冒心，加之耳聋，阳虚极矣。尝见汗后阳虚耳聋，诸医施治，不出小柴胡加减，屡服愈甚，必大剂参附，庶可挽回也。

太阳病，当恶寒发热，今自汗出，不恶寒发热，关上脉细数者，以医吐之故也。一二日吐之者，腹中饥，口不能食。三四日吐之者，不喜糜粥，欲食冷食，朝食暮吐，以医吐之所致也，此为小逆。

解肌之法，解散肌表风邪，全不伤动脾胃，若舍此而妄行吐法，吐中亦有发散之义，所以不恶寒发热，而反见胃病也。一二日病在太阳，吐之则腹中饥，口不能食，三四日病在阳明，吐之则不喜糜粥，欲食冷食，皆胃气受伤之故也。然朝食暮吐，脾中之真阳亦伤，而不能消谷，故为小逆。

关上脉细数者，明系吐伤阳气所致。尝见外感之脉，人迎细弱，而气口连寸反滑数，大于人迎者，以其曾经涌吐伤胃，胃气上乘于肺故也。

太阳病吐之，但太阳病当恶寒，今反不恶寒，不欲近衣，此为吐之内烦也。

此以吐而伤胃中之阴，故内烦不欲近衣，虽显虚烦之证，较关上脉细数而成虚热，朝食暮吐，脾胃两伤者稍轻，虽不致逆，医者能无过乎？

太阳病下之后，其气上冲者，可与桂枝汤，方用前法。若不上冲者，不可与之。

误下而阳邪内陷，然无他变，但仍上冲阳位，则可从表里两解之法，故以桂枝汤加于前所误用之药内，则表邪外出，里邪内出，即用桂枝加大黄汤之互辞也。若不上冲，则里已受邪，不可与桂枝明矣。

太阳病下之后，脉促胸满者，桂枝去芍药汤主之。若微恶寒者，去芍药，方中加附子汤主之。

误下脉促胸满，无下利不止汗出等证。但满而不痛，未成结胸，故仍用桂枝散邪。去芍药者，恐其复领阳邪下入腹中也。脉促虽表邪未尽，然胸但满而不结，则以误下而损其胸中之阳也，加以微恶寒，则并肾中之真阳亦损，而浊阴用事矣，故去芍药之阴，加附子以回阳也。设微见汗出恶寒，则阳虚已著，非阳邪上盛之比，是虽不言汗出，然由微恶寒，合上条胸满观之，则必有汗出，暗伏亡阳之机，故于去芍药方中加附子，庶免阳脱之变，可见阳虚则恶寒矣，又可见汗不出之恶寒即非阳虚矣。至若桂枝证误下，遂利不止，喘而汗出，不恶寒者，则又邪并阳明之府矣。

太阳病，下之微喘者，表未解故也，桂枝加厚朴杏仁汤主之。喘家作桂枝汤加厚朴杏子仁。

表邪因误下上逆，而见微喘，故仍用桂枝解表，加厚朴杏仁以下其气。若下利不止，而加上气喘急者，乃是上争下夺，倾危之象，非桂枝所宜也。

按：寒伤营则喘，风伤卫则咳，此本风伤卫证，因误下而引风邪入犯营分，故微喘也。其寒伤营无汗证，亦有咳者，乃发热引饮水畜之故，否则营卫俱伤之证耳。

太阳病下之，其脉促，不结胸者，此为欲解也。脉浮者必结胸也，脉紧者必咽痛，脉弦者必两胁拘急，脉细数者头痛未止，脉沉紧者必欲呕，脉沉滑者协热利，脉浮滑者必下血。

脉促为阳邪上盛，反不结聚于胸，则阳邪未陷，可勃勃从表出矣，故为欲解也。脉浮者必结胸，即指促脉而申之，见促脉而加之以浮，故必结胸也。"浮"字贯下四句，浮而紧必咽痛，浮而弦两胁拘急，浮而细数必头痛未止，皆太阳之脉，故主病亦在太阳之本位。设脉见沉紧，则阳邪已入阴分，但入而未深，仍欲上冲作呕，其无结胸咽痛等证，从可知矣。只因论中省用一个"促"字，三个"浮"字，后之读者遂眩，或谓紧者必咽痛，属少阴，惑之甚矣。沉滑为阳邪入阴，而主下利，浮滑则阳邪正在营分，扰其血而主下血也。夫太阳误下之脉，主病皆在阳在表，即有沉紧沉滑，亦不得以里阴名之也。

按：脉促不结胸者为欲解，可知里不受邪矣。若脉促胸满者，桂枝去芍药，微恶寒者，加附子，及后"并病①"例中葛根黄芩黄连汤证，亦是太阳之邪，因误下而陷于阳明所致。又厥阴例中脉促手足厥逆用灸一法，乃阳邪陷于阴分，则知脉促为阳邪郁伏，不与正气和谐之故，不当与结代浑称也。

王日休云：太阳病下之以后八证，其脉促，不结胸者为欲解，不必药，脉浮者必结胸，桂枝去芍药汤。脉紧者必咽痛，甘草汤。脉弦者两胁拘急，小柴胡加桂枝。脉细数者头痛未止，当归四逆汤。脉沉紧者必欲呕，甘草干姜汤加黄连。脉沉滑者协热利，白头翁汤。脉浮滑者必下血，芍药甘草汤加秦皮。

太阳病，先下之而不愈，因复发汗，以此表里俱虚，其人因致冒，冒家汗出自愈。所以然者，汗出表和故也。得里未和，然后复下之。

冒者，神识不清，似有物蒙蔽其外，所以必须得汗自解，未尝言用药也。得里未和，视其二便和否，再一分解其邪。若

伤寒缵论

二四

论用药，表无过建中，里无过大柴胡、五苓矣。

或云叉手自冒心曰冒，冒为发汗过多，胃中清阳气伤，故叉手自冒，必补气以助其作汗，宜小建中加参、芪频服乃差。若尺中迟弱者，更加熟附子三五分，可见昏冒耳聋，非大剂温补不能取效也。

太阳病未解，脉阴阳俱停，必先振栗汗出而解。但阳脉微者，先汗出而解。但阴脉微者，下之而解。若欲下之，宜调胃承气汤主之。

病久不解，不过入阴入阳之二途，脉既阴阳两停，初无偏胜，可以解矣，犹必先振栗，始得汗出而解，虚可知也。设不振栗，则邪不能传之于表，而无从得汗可知也。然既云阴阳两停，则在先脉浮沉俱紧盛，今则浮沉俱不紧盛也，脉既阴阳两停，其传表传里未可预定。所以惟阳脉微者，方是邪不能传表，当从汗之而解。惟阴脉微者，方是邪不能传里，当从下之而解，此其故甚可思也。若非邪住不传之候，则阳脉微者当补其阳，阴脉微者当补其阴矣，岂有反汗之而伤其阳，下之而伤其阴哉？

太阳病，二三日不能卧，但欲起，心下必结，脉微弱者，此本有寒分也。反下之，若利止，必作结胸，未止者，四日复下之，此作协热利也。

二三日不能卧，但欲起，阳邪炽盛，逼处①心胸，扰乱不宁，所以知其心下必结，然但显欲结之象，尚未至于结也。若其人脉微弱者，此平素有寒饮积于心膈之分，适与外邪相召，外邪方炽，其不可下明矣。反下之，若利止，则邪热乘虚入膈，

---

① 逼处：紧靠；邻接。

必与寒痰上结。若利未止，因复下之，使阳邪不复上结，亦将差就错，因势利导之法。但邪热从表解极易，从里解极难。协热下利，热不尽，其利漫无止期，亦危道也。

大下之后复发汗，小便不利者，亡津液故也。勿治之，得小便利必自愈。

凡病若发汗，若吐，若下，若亡血，亡津液，阴阳自和者，必自愈。

其人已亡津液，复强责其小便，究令膀胱之气化不行，转增满硬胀喘者甚多，故宜以不治治之。

已上风伤卫坏证。

发汗后不可更行桂枝汤，汗出而喘，无大热者，可与麻黄杏仁甘草石膏汤主之。

发汗后饮水多者必喘，以水灌之亦喘。

本寒伤营麻黄汤证，乃误用桂枝汤固卫，寒不得泄，气逆变喘。然有大热者，恐兼里证，若无大热，为表邪实盛可知，乃与麻黄汤除去桂枝而加石膏。去桂枝者，恐复助营热，已误不可再误也。加石膏者，用以泄营中之热也。至于内饮水多，外行水灌，皆足以敛邪闭汗而成喘，不独误行桂枝汤为然也。

下后不可更行桂枝汤，若汗出而喘，无大热者，可与麻黄杏仁甘草石膏汤。

易桂枝以石膏，少变麻黄之法，以治误汗而喘，当矣。误下而喘，亦以桂枝为戒，而不越此方者，何耶？盖中风伤寒，一从桂枝，一从麻黄，分途异治，由中风之误下而喘者，用厚朴杏仁加入桂枝汤中，则伤寒之误下而喘者，用石膏加入麻黄汤中，两不移易之定法也。

伤寒五六日，大下之后，身热不去，心下结痛者，未欲解也，栀子豉汤主之。

发汗，若下之，而烦热，胸中窒者，栀子豉汤主之。

发汗，吐下后，虚烦不得眠，若剧者，必反覆颠倒，心中懊侬，栀子豉汤主之。

若少气者，栀子甘草豉汤主之。

若呕者，栀子生姜豉汤主之。侬、恼同。

胸中窒塞，窒比结痛则较轻也，虚烦不得眠，即下条"卧起不安"之互辞也。反覆颠倒，心中懊侬，乃邪退正虚，而余邪阻滞，不能传散，无可奈何之状也。此时将汗之乎？下之乎？和之乎？温之乎？仲景巧用栀子豉汤，涌载其余邪于上，使一吐而尽传无余。然惟无形之虚烦，用此为宜。若涌吐实烦，仲景别有瓜蒂散，则非栀子所能也。乃因汗吐下后，胸中阳气不足，最虚之处，便是容邪之处，若正气暴虚，余邪不尽，则仲景原有炙甘草一法，宁敢妄涌以犯虚虚之戒？

伤寒下后，心烦腹满，卧起不安者，栀子厚朴汤主之。

满而不烦，即里证已具之实满。烦而不满，即表证未罢之虚烦。合而有之，且卧起不安，明是邪凑胸表腹里之间，故取栀子以快涌其胸中之邪，而合厚朴、枳实以泄腹中之满也。

伤寒，医以丸药大下之，身热不去，微烦者，栀子干姜汤主之。

丸药大下之，徒伤其中，而不能荡涤其邪，故栀子合干姜用之，亦温中散邪之法也。

凡用栀子豉汤，病人旧有微溏者，不可与服之。

旧有微溏，则大肠易动，服此不惟不能上涌，反为下泄也。

伤寒，脉结代，心动悸者，炙甘草汤主之。

或问炙甘草汤一证，但言脉结代心动悸，并不言从前所见何证，曾服何药所致。细绎①其方，不出乎滋养真阴，回枯润燥，兼和营散邪之剂。必缘其人胃气素虚，所以汗下不解，胃气转伤，真阴槁竭，遂致心悸脉代，与水停心悸之脉，似是而非。水则紧而虚则代，加之以结，则知正气虽亏，尚有阳邪伏结，凌烁②真阴，阴阳相搏，是以动悸不宁耳。邪留不解，阴已大亏，计惟润燥养阴，和营散邪，乃为合法。方中人参、甘草，补益胃气，桂枝、姜枣，调和营卫，麦冬、生地、阿胶、麻仁，润经益血，复脉通心，尚恐药力不及，更需清酒以协助成功。盖津液枯槁之人，预防二便秘涩之虞，其麦冬、生地，溥③滋膀胱之化源，麻仁、阿胶，专主大肠之枯约，免致阴虚泉竭，火燥血枯，此仲景救阴退阳之特识也。

伤寒，发汗已，身目为黄，所以然者，以寒湿在里不解故也。以为不可下也，于寒湿中求之。

伤寒发汗已，热邪解矣，何由反蒸身目为黄？所以然者，寒湿搏聚，适在躯壳之里，故尔发黄也。里者，在内之通称，非谓寒湿深入在里。盖身目正属躯壳，与藏府无关也。于寒湿中求之，即下文三法也。

伤寒瘀热在里，身必发黄，麻黄连轺赤小豆汤主之。

伤寒之邪，得湿而不行，所以热瘀身中而发黄，故用外解之法。设泥"里"字，岂有邪在里而反治其表之理哉？

伤寒身黄发热者，栀子檗皮汤主之。

热已发出于外，自与内瘀不同，正当随热势清解其黄，使不留于肌表之间。前条热瘀在里，故用麻黄发之。此条发热在

---

① 绎：探究。

② 凌烁（shuò 硕）：侵入。此指耗伤。

③ 溥：普遍。

表，反不用麻黄者，盖寒湿之证，难于得热，热则其势外出而不内入矣。所谓于寒湿中求之，不可泥伤寒之定法也。

伤寒七八日，身黄如橘子色，小便不利，腹微满者，茵陈蒿汤主之。小便当利，尿如皂角汁状，色正赤，一宿腹减，黄从小便去也。

色黄鲜明，其为三阳之热无疑。小便不利，腹微满，乃湿家之本证，不得因此指为伤寒之里证也。方中用大黄者，取佐茵陈栀子，建驱除湿热之功，以利小便，非用下也。然二便有偏阻者，有因前窍不利而后窍并为不通者，如阳明证不更衣①十日无苦，渴者与五苓散一条，非湿热挟津液下渗膀胱而致大便枯燥不通耶？此因湿热搏聚，小便不利，致腹微满，故少与大黄，同水道药，开泄下窍，则二便俱得通利，而湿热势杀②，得以分解矣。

或问仲景既云寒湿，而用药又皆祛湿热之味，其故何耶？盖始本寒湿袭于躯壳，久之阳气渐复，则郁发而为热矣。若泥"寒"字，全失移寒化热之义。

下之后，复发汗，必振寒，脉微细。所以然者，以内外俱虚故也。

误汗亡阳，误下亡阴，故内外俱虚。虽不出方，其用附子回阳，人参益阴，已有成法，不必赘也。

下之后，复发汗，昼日烦躁不得眠，夜而安静，不呕，不渴，无表证，脉沉微，身无大热者，干姜附子汤主之。

日多躁扰，夜间安静，则阴不病而阳病可知矣。无表证而

---

① 更衣：古时指大、小便的婉辞。
② 杀（shài 晒）：消减；终止。

脉沉微，则太阳之邪已尽矣。以下后复发汗，扰其虚阳，故用附子、干姜以温补其阳，不用四逆者，恐甘草恋胃故也。即自汗，小便数，咽干，烦躁，吐逆，用干姜、甘草以温胃复阳，不用四逆者，恐附子峻下故也。

发汗病不解，反恶寒者，虚故也，芍药甘草附子汤主之。

未汗而恶寒，邪盛而表实，已汗而恶寒，邪退而表虚，阳虚则恶寒，宜用附子固矣。然既发汗不解，可知其热犹在也。热在而别无他证，自是阴虚之热，又当用芍药以收阴，此营卫两虚之救法也。

发汗后恶寒者，虚故也。不恶寒但热者，实也。当和胃气，与调胃承气汤。

恶寒者，汗出营卫新虚，故用法以收阴固阳而和其营卫。不恶寒者，汗出表气未虚，反加恶热，则津干胃实可知，故用法以泄实而和平。然曰"与"，似大有酌量，其不当径行攻下重虚津液，从可知矣。

伤寒医下之，续得下利清谷不止，身疼痛者，急当救里。后身疼痛，清便自调者，急当救表。救里宜四逆汤，救表宜桂枝汤。

下利清谷，阳气内微也。身体疼痛。表邪外盛也，法当急救其在里之微阳，俟其清便调和，则在里之阳已复，而身痛不止，明是营卫不和所致，又当急救其表，使外邪仍从外解。夫救里与攻里天渊，若攻里，必须先表后里，惟在里之阴寒极盛，恐阳气暴脱，不得不急救其里也。《厥阴篇》[①] 下利腹胀，身体疼痛者，先温其里，乃攻其表，是互此意。

---

① 厥阴篇：见本书上卷。

病发热头痛，脉反沉，若不差，身体疼痛，当救其里，宜四逆汤。

病发热头痛者，太阳伤寒，脉反沉者，其人本虚，或病后阳气弱也，虽脉沉体虚，以其有头痛表证，而用解肌药，病不差，反加身疼者，此阳虚阴盛可知，宜与四逆汤回阳散寒，不解表而表解矣。盖太阳膀胱为肾之府，肾中阳虚阴盛，势必传出于府，故宜四逆以消阴复阳。倘服四逆后，脉变浮数，仍身疼头痛热不止者，此里得药助，驱邪外散之候，仍少用桂枝汤佐其作汗，更不待言。

已上寒伤营坏证。

太阳病，得之八九日如疟状，发热恶寒，热多寒少，其人不呕，清便欲自可，一日二三度发，脉微缓者，为欲愈也。脉微而恶寒者，此阴阳俱虚，不可更发汗更下更吐也，面色反有热色者，未欲解也，以其不能得小汗出，身必痒，宜桂枝麻黄各半汤。

太阳病，得之八九日，如疟状，发热恶寒，热多寒少，为自初至今之证。下文乃是以后拟病防变之辞，分作三节看：其人不呕，清便欲自可，一日二三度发，脉浮缓者，为欲愈，此一节乃表和无病，而脉微者，邪气微缓也，阴阳相等，脉证皆同，向安之兆，可不待汗而欲愈。若脉微而恶寒者，此阴阳俱虚，不可更汗更下更吐也，此一节宜①温之。面上反有赤色者，未欲解也，以不能得小汗出，其身必痒，桂枝麻黄各半汤，此一节必待汗而解也。

首节颇似小柴胡证，故以不呕清便自调证之。次节虽脉微

① 宜：锦章书局本作"必"。

恶寒，止宜小建中加黄芪，以温分肉，司开阖，原非温经之谓。后节"面色反有热色"，言表邪未尽，故宜各半，不可与"面合赤色"比类而观也。

太阳病发热恶寒，热多寒少，脉微弱者，此无阳也，不可复发其汗，宜桂枝二越脾一汤。

"无阳"乃无津液之通称，盖津为阳，血为阴也，无阳为脾胃衰，故不可更汗，然非汗则风寒终不解，惟取桂枝之二以治风邪，越脾之一以治郁热。越脾者，石膏之辛凉以化胃之郁热，则热化津生而脾气发越，得以行其胃液也。世本作"越婢"，言脾为小姑，比之女婢。若此则"越"字何义？二字便不贯矣，今从《外台方》正之。

服桂枝汤大汗出，脉洪大者，与桂枝汤如前法。若形如疟，日再发者，汗出必解，宜桂枝二麻黄一汤。

此风多寒少之证，服桂枝汤，治风而遗其寒，汗反大出，脉反洪大，似乎风邪再袭，故重以桂枝汤探之。若果风邪之故立解矣，若形如疟，日再发，此邪本欲解，终为微寒所持，故略兼治寒而汗出必愈也。

此条前半与《温热病篇》① 白虎证第七条但少"大烦渴"一句，盖大烦渴，明热能消水，故为伏气，非略欲饮一二口即止也。

详此方与各半药品不殊，惟铢分② 稍异，而证治攸③分，可见仲景于差多差少之间，分毫不苟也。

服桂枝汤或下之，仍头项强痛，翕翕发热无汗，心下满微

痛，小便不利者，桂枝去桂加茯苓白术汤主之。

治风而遗其寒，所以不解而证变，则在表之风寒未除，而在里之水饮上逆，故变五苓而用白术、茯苓为主治。去桂枝者，已误不可复用也。

张卿子①曰：逐饮何不用橘皮、半夏，可见此停饮以胃虚，故无汗耳。

此条颇似结胸，所以辨为太阳表证尚在，全重在翕翕发热上。

发汗若下之，病仍不解烦躁者，茯苓四逆汤主之。

此大青龙证误施汗下而转增燥烦也。误汗则亡阳而表虚，误下则亡阴而里虚，阴阳俱虚，邪独不解，故生烦躁，用此汤以救之。盖烦为心烦，躁为肾躁，故用干姜、附子入肾以解躁，茯苓、人参入心以解烦也。

夫不汗出之烦躁，与发汗后之烦躁，毫厘千里，不汗出之烦躁，不辨脉而投大青龙，尚有亡阳之变，是则发汗后之烦躁，即不误在药，已误在汗矣。

伤寒若吐若下后，心下逆满，气上冲胸，起则头眩，脉沉紧，发汗则动经，身为振振摇者，茯苓桂枝白术甘草汤主之。

此小青龙证误施吐下而成也。心下逆满，气上冲胸，风邪搏饮壅寒于膈，所以起则头眩，因吐下后邪气乘虚入内，运动②其饮也。脉见沉紧，明系寒邪留结于中，若但发汗，以强解其外，外虽解而津液尽竭，反足伤动经脉，有身为振摇之患

---

① 张卿子：即张遂辰。明末清初名医，字卿子，号相期。撰《张卿子伤寒论》等书。

② 运动：使……动。

矣。遇此等证，必兼涤饮散邪，乃克①有济，小青龙本证，全是此意。但始病重在风寒两受，不得不重在表，此吐下后复汗，外邪已散，止存饮中之邪，故以桂枝加入制饮药内，使饮中之邪尽散，津液得以四布而滋养其经脉也。至若吐下后重发汗太过，亡阳厥逆烦躁，或仍发热心悸，头眩身𥄮动，振振欲擗地者，又属真武汤证，非此汤可能治也。

伤寒吐下后发汗，虚烦，脉甚微，八九日心下痞硬，胁下痛，气上冲咽喉，眩冒，经脉动惕者，久而成痿。

此即上条之证，而明其增重者，必致废也。曰虚烦，曰脉甚微，则津液内亡，求上条之脉沉紧为不可得矣。曰心下痞硬，曰胁下痛，较上条之心下逆满更甚矣。曰气上冲咽喉，较上条之冲胸更高矣，此皆痰饮上逆之故。逆而不已，上冲头目，因而眩冒有加，则不但身为振摇，其颈项间，且阳虚而阴凑之矣，阴气上入高巅，则头愈重而益振摇矣。上盛下虚，两足必先痿废，此仲景于心下逆满，气上冲胸之日，茯苓桂枝白术甘草汤早已用力矣。

伤寒八九日，风湿相搏，身体烦疼，不能自转侧，不呕，不渴，脉浮虚而涩者，与桂枝附子汤主之。若其人大便硬，小便自利者，去桂枝加白术汤主之。即白术附子汤。

风湿相搏，止是流入关节，身疼极重，而无头疼呕渴等证，见卑湿之邪，难犯高巅藏府之界也。不呕者，上无表邪也，不渴者，内无热炽也，加以脉浮虚而涩，则为风湿搏于躯壳无疑，故用桂枝附子，疾驰经络水道，以桂枝散表之风，附子逐经之湿，迅扫而分竭之也。其小便利，大便坚，为津液不足，故去

---

① 克：能够。

桂枝之辛散，而加白术以助津液也。

风湿相搏，骨节烦疼掣痛，不得屈伸，近之则痛剧，汗出短气，小便不利，恶风不欲去衣，或身微肿者，甘草附子汤主之。

风则上先受之，湿则下先受之，逮①至两相搏聚，注经络，流关节，渗骨体躯壳之间，无处不到，则无处不痛也。于中短气一证，乃汗多亡阳，阳气大伤之征，故用甘草、附子、白术、桂枝为剂，以复阳而分解内外之邪也。

伤寒脉浮，自汗出，小便数，心烦，微恶寒，脚挛急，反与桂枝汤欲攻其表，此误也，得之便厥。咽中干，烦躁吐逆者，作甘草干姜汤与之，以复其阳。若厥愈足温者，更作芍药甘草汤与之，其脚即伸。若胃气不和，谵语者，少与调胃承气汤。若重发汗，复加烧针者，四逆汤主之。

此阳虚营卫俱伤，误用桂枝，治风遗寒，治表遗里之变证也。脉浮自汗，固为在表之风邪，而小便数，心烦，则邪又在里，加以微恶寒，则在里为寒邪，更加脚挛急，则寒邪颇重矣，乃用桂枝独治其表，则阳愈虚，阴愈无制，故得之便厥也。桂枝误矣，麻黄、青龙更可知也。阴寒内凝，总无攻表之理，甘草干姜汤复其阳者，即所以散其寒也。厥愈足温，不但不必治寒，且虑前之辛热有伤其阴，而足挛转锢②，故随用芍药、甘草以和阴，而伸其脚。设胃气不和而谵语，则胃中津液为热所耗，故少与调胃承气汤以和胃而止其谵语，多与则为下而非和矣。若不知此证之不可汗，而重发其汗，复加烧针，则阳之虚者必造③于亡，阴之无制者必致犯上无等，此则用四逆汤以回

---

① 逮（dài 代）：到。

② 锢：同"痼"。

③ 造：到。

其阳，尚恐不胜，况可兼阴为治乎？

此证始终只是夹阴，虽脉浮自汗为阳证，而脚挛急不温，乃属平素下虚，至于心烦小便数，不独真阳素虚，而真阴亦亏，所以才用阳旦，遂变厥逆也。

问曰：证象阳旦，按法治之而增剧，厥逆，咽中干，两胫拘急而谵语，师言：夜半手足当温，两脚当伸。后如师言。何以知此？答曰：寸口脉浮而大，浮则为风，大则为虚，风则生微热，虚则两胫挛，病证象桂枝，因加附子参其间，增桂令汗出，附子温经亡阳故也。厥逆，咽中干，烦躁，阳明内结，谵语烦乱，更饮甘草干姜汤。夜半阳气还，两足当热，胫尚微拘急，重与芍药甘草汤，尔乃胫伸，以承气汤微溏，则止其谵语，故知病可愈。

阳旦者，桂枝加黄芩之制，本治冬温之的①方也。以其心烦，小便数，有似冬温，而误与之。因其人阳气素衰，所以得汤便厥也。若重发汗，或烧针者，误上加误，非四逆汤不能回其阳矣。此证既象阳旦，又云按法治之，即是按冬温之法也，所以病人得之便厥。明明误在黄芩，助其阴寒，若单服桂枝，何至是耶？故仲景即行阴旦之法以救其失，观"增桂令汗出"一语，岂不昭昭耶？阴旦不足，更加附子温经，即咽中干，阳明内结，谵语烦乱，浑不为意。且重饮甘草干姜汤，以俟夜半阳回足热，后果如言，岂非先有所试乎？惟黄芩入口而便厥，未几即以桂、附、干姜尾其后，固知其厥必不久，所以可断夜半手足当温，况谵语、咽干、热证相错，其非重阴冱②寒可知，

---

① 的（dí 敌）：此指标准。
② 冱（hù 互）：冻结。

故才得足温，即便以和阴为务，何其审①哉。

已上营卫俱伤坏证。

太阳中风，以火劫发汗，邪风被火热，血气流溢，失其常度，两阳相熏灼，其身发黄，阳盛则欲衄，阴虚则小便难，阴阳俱虚竭，身体则枯燥，但头汗出，剂颈而还，腹满，微喘，口干，咽烂，或不大便，久则谵语，甚者至哕，手足躁扰，捻衣摸床，小便利者，其人可治。

风，阳也，火，亦阳也。邪风更被火热助之，则血气沸腾，所以失其常度，蒸身为黄。然阳邪盛于阳位者，尚或可从衄解，可从汗解，至于阳邪深入阴分，势必劫尽津液，所以剂颈以下，不能得汗，口干咽烂，肺焦喘促，身体枯燥，小便难，大便秘，手足扰动，谵妄哕逆，乃火邪内炽，真阴立尽之象，非药力所能胜者，必其人小便尚利，阴未尽伤，肺气不逆，膀胱气化，肾水不枯，始得行驱阳救阴之法，注家泥于"阴阳俱虚竭"一语，遂谓小便利者，阴未尽虚，则阳犹可回，是认可治为回阳，大失经旨。不知此证急驱其阳，以存阴之一线，尚恐不得，况可回阳以更劫其阴乎？且头汗乃阳邪上壅，不下通于阴，所以剂颈以下不能得汗。设见衄血，则邪从衄解，头间且无汗矣。设有汗，则邪从汗解，又不衄矣。后条火邪深入必圊血②一证，亦谓身体枯燥而不得汗，必致圊血，设有汗，更不圊血矣，岂有得汗而反加衄血、圊血之理哉？又岂有遍身无汗，而头汗为亡阳之理哉？

太阳病二日，烦躁，反熨其背，而大汗出，火热入胃，胃

---

① 审：详细；周密。
② 圊（qīng 青）血：大便下血。

中水竭躁烦，必发谵语，十余日振栗，自下利者，此为欲解也，故其汗从腰以下不得汗，欲小便不得，反呕欲失溲，足下恶风，大便硬，小便当数而反不数，及多，大便已，头卓然而痛，其人足心必热，谷气下流故也，

火邪入胃，十余日不解，忽振栗自下利者，火邪从大肠下奔，其候本为欲解，然而不得解者，以从腰以下不得汗，邪虽下走，终不外走，故不解也。上条从头以下不得汗，其势重，此条从腰以下不得汗，其势较轻。足下恶风者，见阳邪在下也，小便不得，见阳邪闭拒阴窍也，与不得汗正同，所以大便亦硬，益见前之下利为火势急奔，火势衰灭则利止也。反呕者，邪欲从上越也，欲失溲者，邪欲从阴出也，皆余邪欲散之征。胃火既减，小便当数复不数，则津液可回，及至津回肠润，则久积之大便必尽出，大便出多，则小便之当数者始数矣。肠胃之间邪热既散而不持，则腰以下之得汗，并可知矣。得汗则阴分之阳邪尽从外解，然后身半以下之阴气得上而反头痛，身半以上之阳气得下而反足心热，欲解之候尚且如此，火邪助虐为何如哉。

太阳病，以火熏之不得汗，其人必躁，到经不解，必清血，名为火邪。清、圊同。

火邪入胃，胃中多水液者，必奔①迫下利，若胃中少津液之人复受火邪，则必加烦扰不宁，由是深入血室而为圊血也。盖阳邪不解，得以袭入阴中，动其阴血。倘阳邪不尽，其圊血必无止期，故申之曰火邪，示人以治火邪而不治其血也，

微数之脉，慎不可灸，因火为邪，则为烦逆，追虚逐实，

---

① 奔：清康熙重刻本作"速"。

血散脉中，火气虽微，内攻有力，焦骨伤筋，血难复也。

脉微而数，阴虚多热之征也。此而灸之，则虚者益虚，热者益热，不至伤残不止耳。

烧针令其汗，针处被寒，核起而赤者，必发奔豚，气从小腹上冲心者，灸其核上各一壮，与桂枝加桂汤，更加桂二两。

奔豚者，肾邪也，北方肾邪，惟桂能伐，所以用桂三倍，加入桂枝汤中，以外解风邪，内泄阴气也。

形作伤寒，其脉不弦紧而弱，弱者必渴，被火者必谵语，弱者发热，脉浮解之，当汗出愈。

形作伤寒，东垣所谓劳力感寒是也。以其人本虚，故脉不弦紧而弱。渴者，津液本少，不能胜邪也。被火者谵语，火气伤阴，阳神悖①乱也。弱者发热，更伤阴血也。被火后脉不数疾而反浮，知邪未入里，犹宜微汗以和表，则火邪亦得外散矣。设见数疾，当兼分利渗泄，具见言外。

太阳伤寒者，加温针必惊也。

温针攻寒，营血得之，更增其热，营气通于心，引热邪上逼神明，必致惊惶神乱也。

脉浮宜以汗解，用火灸之，邪无从出，因火而盛，病从腰以下重而痹，名火逆也。

外邪挟火势上逆，而不下通阴分，故重而痹也。

脉浮热甚，反灸之，此为实，实以虚治，因火而动，必咽燥唾血。

热甚为表实，反以火助其热，热剧迫血上行，故咽燥唾血也。

---

① 悖（bèi 被）：混乱，相冲突。

伤寒脉浮，医以火迫劫之，亡阳必惊狂，起卧不安者，桂枝去芍药加蜀漆龙骨牡蛎救逆汤主之。

火迫惊狂，起卧不安者，火邪干心，神明散乱也。夫神散正欲其收，何桂枝方中反去芍药，而增蜀漆龙骨牡蛎耶？盖阳神散乱，当求之于阳，桂枝汤阳药也，然必去芍药之阴重，始得疾达阳位。加蜀漆之性最急者，以迅扫其阴中之邪，更加龙骨牡蛎以镇固阴中之怯也。

火逆下之，因烧针烦躁者，桂枝甘草龙骨牡蛎汤主之。

此证误而又误，虽无惊狂等证，然烦躁则外尽之候，亦真阳欲亡之机，故用桂枝以解其外，龙骨、牡蛎以安其内。不用蜀漆者，阴中火邪未至逆乱，无取急追以滋扰害也。

营气微者，加烧针则血流，不行，更发热而躁烦也。

营虚之人，即有寒伤营、营卫俱伤证，并宜小建中和之，慎不得用麻黄、青龙发汗，汗剂尚不可用，况烧针乎？设误用烧针劫汗，则血得火邪，必随外至卫分，故曰"加烧针则血流"。少顷热并于卫，不能内荣，故曰"不行"。所以卫愈旺而营愈衰，更加发热躁烦，势所必至也。

或问火逆何不分营卫？以火为阳邪，必伤阴血，治此者，但当救阴为主，不必问其风寒营卫也。

已上火逆证。

阳明上篇

阳明大意在经府之别，而在经者尚属表证，虽有中风能食，伤寒不能食之分，然邪既犯中焦，则又不必辨其风寒营卫，但须以太阳证未尽，自汗脉缓者，可用桂枝汤。无汗脉浮者，可用麻黄汤。少阳证渐见潮热，脉弦浮大而短气腹满者，可用大小柴胡，分提表里之邪。必头项强几几，脉长而大者，可用葛根汤大开肌肉以汗之，故以经证另自为篇。其府证虽有三阳明之辨，而所重尤在能食为胃强，不能食为胃衰。大都能食者皆可攻下，但有缓急之殊，惟是胃弱不能食者，乃有挟虚寒、挟热结之不同。虚寒则自利，发黄，呕哕而脉迟，当用理中、四逆。热结则腹满，谵语，不大便而脉涩，当用蜜煎胆导，不可拘于府病为阳，概用寒下，而禁用温剂也。

阳明病，若能食，名中风。不能食，名中寒。

风为阳，阳能消谷，故能食。寒为阴，阴不能消谷，故不能食。盖邪入阳明，已至中焦营卫交会之处，浑然一气，似难分辨。惟能食不能食差有据耳。

伤寒三日，阳明脉大。

阳明气血俱多，故其脉长而大。

脉浮大，应发汗，医反下之，此为大逆。

阳明病，脉迟，汗出多，微恶寒者，表未解也，可发汗，宜桂枝汤，

阳明病，脉浮，无汗而喘者，发汗则愈，宜麻黄汤。

此二条言太阳之邪初入阳明，未离太阳，故仍用桂枝汤解肌，则风邪仍从卫分而出。用麻黄汤发汗，则寒邪仍从营分而出矣。阳明营卫难辨，辨之全藉于脉证。风邪之脉传至阳明，自汗已多，则缓去而迟在。寒邪之脉传至阳明，发热已甚，则紧去而浮在，此皆邪气在经之征。若传入于府，则迟者必数，浮者必实矣。设不数不实，定为胃虚不胜攻下之证也。

阳明病，但头眩，不恶寒，故能食而咳，其人必咽痛，若不咳者，咽不痛。

此胃热协风邪上攻之证，以风主运动故也。风邪攻胃，胃气上逆则咳。咽门者，胃之系，咳甚则咽伤，故必咽痛，宜茯苓桂枝白术甘草汤以散风邪，祛胃湿。若胃气不逆则不咳，咽亦不痛也。

阳明病法多汗，反无汗，其身如虫行皮中状者，此以久虚故也。

此胃热协寒邪郁于皮肤之证也，言久虚者，明所以不能透出肌表之故，宜用桂枝二越脾一汤主之，非谓当用补也。

阳明病，反无汗而小便利，二三日呕而咳，手足厥者，必苦头痛。若不咳不呕，手足不厥者，头不痛。

阳明无汗呕咳，手足厥者，得之营卫俱伤，而邪热入深也。然小便利，则邪热不在内而在外，不在下而在上，故知必苦头痛，仍宜小青龙主之，若不呕不咳不厥而小便利者，邪热必顺水道而出，岂有逆攻巅顶之理哉？

阳明病，口燥，但欲漱水，不欲咽者，此必衄。

漱水不欲咽，知邪入血分，血为阴，故不能消水也。阳明之脉起于鼻，血得热而妄行，必由清道出也。

脉浮发热，口干鼻燥，能食者则衄。

能食，知邪不在里而在经，故必衄。

阳明病，脉浮而紧者，必潮热，发作有时，但浮者必盗汗出。

脉浮紧而潮热者，太阳寒邪欲入阳明之府而未入也。邪虽未入，而潮热之证预形矣。脉但浮而盗汗出者，太阳风邪将传少阳之经而未传也，经虽未传，而盗汗之证先见矣。盖少阳气血俱少，本不主汗，以其邪热在里，熏蒸阳明，而阳明肉腠自固，故不得出。乘合目时，脾气不运，肉腠疏豁，则邪热得以透出，所以盗汗虽为少阳证而实不外乎阳明也。

阳明中风，脉弦浮大而短气，腹都满，胁下及心痛，久按之气不通，鼻干不得汗，嗜卧，一身及面目悉黄，小便难，有潮热，时时哕，耳前后肿，刺之小差，外不解，病过十日，脉续浮者，与小柴胡汤，脉但浮无余证者，与麻黄汤，若不尿，腹满加哕者不治。

此条阳明中风之证居七八，而中寒之证亦居二三。观本文不得汗及用麻黄汤，其义自见也。然此一证为阳明第一重证，以太阳之脉证既未罢，而少阳之脉证亦兼见，是阳明所主之位，前后皆邪，不能传散故也。夫伤寒之诀，起先惟恐传经，经传则变生，表邪传里，消烁津气也。其后惟恐不传经，不传经则势笃，虚不能传，邪无从泄也。仲景于此段中特挈①不传之妙理，千古无人看出，总不识其所言者为何事，讵知脉弦浮大而气反短，连腹都满者，邪不传也。胁下及心痛，乃至久按之气不通者，邪不传也。鼻干，不得汗，嗜卧，表里俱困，乃至一身及面目悉黄者，邪不传也。小便难，有潮热，时时哕，胃热炽盛，上下道穷②，邪不传也。耳前后肿，刺之小差者，内邪不传，乃致外挟其血亦不散，但其肿小差也。外不解，过经十

---

① 挈（qiè 切）：提出；指出。
② 穷：处境恶劣。

日，留连极①矣。所谓"万物所归，无所复传"者，原为美事，孰知病邪归之而不传，反成如此危候耶？要知阳明之邪，来自太阳，去自少阳，所以脉续浮者，与小柴胡汤推其邪，使速往少阳去路也。脉但浮无余证者，与麻黄汤推其邪，使速还太阳来路也。若不尿，腹满，则胃邪内壅不下行矣。而更加哕，胃气将竭，愈逆上矣，再有何法可以驱其邪而使之传耶？不然，岂有十余日后无故张皇②，反用麻黄之理哉？

食谷欲呕者，属阳明也，吴茱萸汤主之，得汤反剧者，属上焦也。

此条辨呕有太阳，亦有阳明，本自不同。若食谷欲呕，则属胃寒，与太阳恶寒呕逆之热证相反，正恐误以寒药治呕也。然服吴茱萸汤转剧者，仍属太阳热邪，而非胃寒明矣。

伤寒呕多，虽有阳明证，不可攻也。

呕多为邪在上焦，总有阳明证，戒不可攻，攻之必邪气乘虚内犯也。设有少阳证兼见，亦当从和解例，断不可行攻下法也。

夫病阳多者热，下之则硬。

阳热证多，即有阳明证见，亦属经证不可下也。不当下而误下之，则阳邪乘虚内陷，不作结胸，则为痞硬也。

无阳阴强，大便硬者，下之必清谷腹满。

无阳阴强，言其人津液内亡，胃中阳气空虚，阴邪上逆，所以痞满不食，此与误下成痞同意。若因其痞而复下之，必致便利清谷而腹满也。少阴中风腹满不食误下，亦有此证。然阳

① 极：顶点。
② 张皇：惊慌失措。

明无阳阴强误下而清谷腹满，可用泻心汤例治。若少阴中风误下而清谷腹满者，即用四逆汤，恐亦不能挽回也。

已上俱阳明经证。

阳明病欲解时，从申至戌上。

上条阳明经证自解候。

阳明下篇

问曰：病有太阳阳明，有正阳阳明，有少阳阳明，何谓也？答曰：太阳阳明者，脾约是也。正阳阳明者，胃家实是也。少阳阳明者，发汗利小便已，胃中燥，烦实大便难是也。

脾约者，其人津液素槁，邪热在太阳时大便即难是也。太阳阳明者，太阳经邪热不俟入阳明经而便入胃府也。正阳阳明者，经邪传府，表邪并里，故云胃家实也。少阳阳明者，发汗利小便已，胃中燥，烦实大便难，津液耗竭也。《尚论》以阳明经传少阳经，即为少阳阳明，非也，若经邪传经，则胃中未必便燥而大便难，如果阳明经传少阳证，即当言阳明少阳，不得谓之少阳阳明矣。

阳明之为病，胃家实也。

问曰：何缘得阳明病？答曰：太阳病，发汗，若下，若利小便，此亡津液，胃中干燥，因转属阳明，不更衣，内实大便难者，此名阳明也。

问曰：阳明病外证云何？答曰：身热汗自出，不恶寒，反恶热也。

问曰：病有得之一日，不恶寒而发热者，何也？答曰：虽得之一日，恶寒将自罢，即自汗出而恶热也。

问曰：恶寒何故自罢？答曰：阳明居中，土也，万物所归，无所复传，始虽恶寒，二日自止，此为阳明病也。

本太阳初得病时发其汗，汗先出不彻，因转属阳明也。

伤寒发热无汗，呕不能食，而反汗出濈濈然者，是转属阳明也。

伤寒转系阳明者，其人濈然微汗出也。

既濈然汗出，则热除呕止可知。

脉阳微而汗出少者为自和也，汗出多者为太过。阳脉实，因发其汗，出多者亦为太过，太过为阳绝于里，亡津液，大便因硬也。

中风之脉轻微而缓者，为风邪本微，汗出少而不为过也。伤寒之脉已至于实，即将去太阳而成可下之证矣。况过发其汗，宁无亡津液，大便因硬，致传阳明之证乎？

已上统论阳明府证传受。

阳明中风，口苦咽干，腹满微喘，发热恶寒，脉浮而紧，若下之，则腹满小便难也。

此虽曰阳明中风，而证俱见伤寒太阳未除之候，但以腹满一端，知认为热入阳明，然终与大实大满不同。若误下，则邪愈陷而腹愈满矣。小便难者，亡津液也。

阳明病脉迟，食难用饱，饱则微烦，头眩，必小便难，此欲作谷瘅，虽下之，腹满如故，所以然者，脉迟故也。

脉迟则表证将除，然得食而微烦，仍是外邪助其内热也。头眩者，风邪上攻也。小便难者，湿郁水道也。水谷之湿，得热蒸而遍身发黄，下之腹满如故，盖腹满已是邪陷，脉迟则胃不实，徒下其糟粕，病既不除，而反害之耳。夫阳明证本当下，阳明而至腹痛，尤当急下，独此一证下之腹满必如故者，缘脉迟则胃气空虚，津液不充，其满不过虚热内壅，非结热当下之比也。可见脉迟胃虚，下之无益，则发汗利小便之法，用之无益，惟当用和法，如甘草干姜汤先温其中，然后少与调胃微和胃气是也。

阳明病若中寒，不能食，小便不利，手足濈然汗出，此欲作固瘕，必大便初硬后溏，所以然者，以胃中冷，水谷不别故也。

溏泄久而不止，则曰固瘕，言如癥瘕固结不散也。

阳明病，欲食，小便反不利，大便自调，其人骨节疼，翕翕如有热状，奄然发狂，濈然汗出而解者，此水不胜谷气，与汗共并，脉紧则愈。

其人骨节疼，湿胜也。翕然如有热状，热胜也。湿热相交，乃忽然发狂。濈然汗出而解者，以其人能食，胃气有权①，能驱阳明之水与热，故水热不能胜，与汗共并而出也。脉紧则愈者，以先前失汗，所以脉紧未去，今幸胃气强盛，所以得肌腠开，濈然大汗而解，则脉之紧亦自和也。

阳明病，不能食，攻其热必哕，所以然者，胃中虚冷故也。以其人本虚，故攻其热必哕。哕，于月切。

脉浮而迟，表热里寒，下利清谷者，四逆汤主之。若胃中虚冷，不能食者，饮水则哕。

表热里寒，法当先救其里，太阳经中已用四逆汤，其在阳明，更可知矣。此条比前条虚寒更甚，故不但攻其热必哕，即饮水亦哕矣。

此五条，一云食难用饱，一云欲食，似乎指中风而言，一云中寒不能食，及后二条又明指中寒而言，所以后人拘执其说而误为注释也。不知此五条辨胃气之强弱，非辨外邪也，故五证中，惟水不胜谷气脉紧则愈一证为胃气胜，其四条俱是脉迟胃冷，反为水热所胜之证。夫伤寒皆热证也，而其人胃中虚冷者，又未可一例而推。盖胃既虚冷，则水谷混然无别，热邪传入，必不能遽变为实也。胃不实，则不可下，即下之而水热不

---

① 权：职责范围内支配和指挥的力量，此指功能。

去，徒令胃气垂绝而哕也。仲景一一挈出，而于下利清谷一证，主以四逆汤，其有较轻者，宜主以温胃，更不待言矣。胃气素虚之人，外邪入之，必转增其热，胃热故膀胱亦热，气化不行，小便因之不行，则尽注大肠而为洞泄下利清谷也。小便不利，乘胃热而渗于脾，则四肢先见色黄，乃至遍身发黄而成谷瘅也。手足濈然得汗，则脾中之湿热行，而色黄谷瘅可免，但汗从手足而出，水谷之气未得遍泄于周身，不过少分大肠奔迫之势，故不为洞泄而为痕泄耳。无病之人，小便不行，尚渍①为他病，况伤寒极赤极热之小便停蓄不行，能无此三种之变乎？

伤寒大吐大下之，极虚复极汗出者，以其人外气怫郁，复与之水，以发其汗，因得哕，所以然者，胃中寒冷故也。

伤寒，哕而腹满，视其前后，知何部不利，利之则愈。

一为胃气虚寒，一为胃中实热，不可不辨。虚寒者温之，四逆、理中是也。实热者利之，承气、五苓是也。

二条旧在"厥阴"末，今入此。

得病六七日，脉迟浮弱，恶风寒，手足温，医二三下之，不能食而胁下满痛，面目及身黄，颈项强，小便难者，与柴胡汤，后必下重。本渴而饮水呕者，柴胡汤不中与也，食谷者哕。

六七日无大热，手足温，邪气将入于里也，以脉迟浮弱，故尚留连肌表，恶风未除，反二三下之，致太阳之邪内陷，胃气虚寒不能食，胁下满痛，似痞非痞，面目及身黄，颈项强，小便难者，上下寒饮停结也，止宜五苓散解利。若认少阳，又与柴胡寒剂，必下重呕哕，皆亡津液胃寒之征也。

---

① 渍（zì 自）：浸；沾染。此有"漫延"之意。

病人脉数，数为热，当消谷引食，而反吐者，此以发汗令阳气微，膈内虚，脉乃数也。数为客热，不能消谷，以胃中虚冷，故吐也。

凡脉见阳盛则数，阴盛则迟。其人阳气既微，何得脉反数？脉既数，可得胃反冷？此不可不求其故也。盖脉之数，由于误用辛温发散而遗其客热。胃之冷，由于阳气不足而生其内寒也。医见其脉数，反以寒剂泻其无过，必致上下之阳俱损，其后脉从阴而变为弦，胃气无余，变为反胃也。

阳明病，发热汗出，此为热越，不能发黄也。但头汗出，身无汗，剂颈而还，小便不利，渴引水浆者，此为瘀热在里，身必发黄，茵陈蒿汤主之。

瘀热在里而用茵陈蒿汤，与太阳寒湿身黄如橘者同意①。然彼因腹微满，此因渴饮水浆，所以用大黄佐茵陈驱热利湿也。

阳明病，面合赤色，不可攻之，攻之必发热，色黄，小便不利也。

下虚之人，才感外邪，则挟虚火而面色通红，在太阳时即不可妄用发汗，况在阳明可妄下乎？总由真阳素虚，无根之火随表药之性上升，即咽干，烦躁，足冷，随里药之性下降，则发热，色黄，小便不利也。

阳明病，无汗，小便不利，心中懊憹者，身必发黄。

外不得汗，下不得溺，而热郁胸中不得泄，势必蒸身为黄也。

阳明病被火，额上微汗出，小便不利者，必发黄。

① 意：锦章书局本作"义"。

合四条观之，阳明病湿停热郁而烦渴有加，势必发黄。然汗出热从外越，则黄可免。小便多热从下泄，则黄可免。若误下之，则热邪愈陷，津液愈伤，而汗与小便愈不可得矣。误火之，则热邪愈炽，津液上奔，额虽微汗，而周身之汗与小便愈不得矣。发黄之变，安能免乎？发黄与前谷瘅本同一证，但彼因脉迟胃冷而得，则与固瘕及哕同源异派。

阳明病，下血谵语者，此为热入血室，但头汗出者，刺期门，随其实而泻之，濈然汗出则愈。

妇人经水适来适断，则邪热乘之而入于血室。男子阳明经下血而谵语者，亦为热入血室，总是邪热乘虚而入也。尝见大吐血后，停食感寒发热，至夜谵语者，亦以热入血室治之而愈。《明理论》①曰：冲是血室，妇人则随经而入，男子由阳明而入也。

阳明病，其人善忘者，必有畜血，所以然者，本有久瘀血，故令善忘，屎虽硬，大便反易，其色必黑，宜抵当汤主之。

太阳热结膀胱，轻者如狂，桃核承气汤。重则发狂，用抵当汤。此阳明善忘之证，本差减于如狂，乃用抵当汤峻攻之者，以阳明多血，阳明之血结，则较太阳为难动故也。

按：大便色黑，虽曰瘀血，而热邪燥结之色未尝不黑也，但瘀血则粘黑如漆，燥结则晦黑如煤，此为明辨也。

病人无表里证，发热七八日，虽脉浮数者，可下之。假令已下，脉数不解，合热则消谷善饥，至六七日不大便者，有瘀血，宜抵当汤。若脉数不解而下不止，必协热而便脓血也。

病虽七八日，尚发热，脉浮数，仍属太阳表证，因误下引

①　明理论：即《伤寒明理论》。四卷，金代成无己撰。

邪内入，所以脉数不解，内外合邪，而见消谷善食，谷入既多，反至六七日不大便，且不烦渴，是知其证非气结，而为血结，以其表证误下，尚兼太阳随经之热未尽，故以抵当为至当也。若"脉数不解而下利不止"，乃对"假令已下，脉数不解"五句之文。见已下脉数不解，六七日不大便，则宜抵当。若下利不止，又当随其下血不下血而异治。倘血分之热邪不除，必协热而便脓血也。

详此条系仲景揣度庸工之设辞，意谓治病无问表里证，但发热至七八日，虽脉浮数，意谓皆可下之，谓其日数即久，邪气已入于府，可下而已，非实谓此证有可下也。仲景立法之至圣，断无脉浮发热，表证表脉，而教人可下之理。《尚论》以为七八日为时既久，势不得不用下法，殊觉昧昧①。

太阳病，寸缓关浮尺弱，其人发热汗出，复恶寒，不呕，但心下痞者，此以医下之也，如其未下者，病人不恶寒而渴，此转属阳明也，小便数者，大便必硬，不更衣，十日无所苦也。渴欲饮水，少少与之，但以法救之，渴者宜五苓散。

寸缓关浮尺弱，发热汗出，复恶寒，纯是太阳中风未罢之证。设非误下，何得心下痞结耶？如不误下，则心下亦不痞，而太阳证必渐传经，乃至不恶寒而渴，邪入阳明审矣。然阳明津液既随湿热偏渗于小便，则大肠失其润，而大便之硬与肠中结热，自是不同，所以旬日不更衣，亦无所苦也。以法救之，去其湿热，救其津液，言与水及用五苓法也。今世用五苓，但知水谷偏注于大肠，用之利水而止泄，至于津液偏渗于小便，用之消渴而回津者，非仲景不能也。更衣，言易衣而如厕也。

---

① 昧昧（mèi妹）：糊涂；不明白。

病人烦热，汗出则解，又如疟状，日晡所发热者，属阳明也，脉实者宜下之，脉浮虚者，宜发汗，下之与承气汤，发汗宜桂枝汤。

病人得汗后烦热解，以太阳经之邪将尽未尽，其人复如疟状，日晡时发热，则邪入阳明审矣。发热即潮热，乃阳明之本候也。然虽入阳明，尚恐未离太阳，故必重辨其脉，脉实者，方为阳明府证，宜下之。若脉浮虚者，仍是阳明而兼太阳经证，更宜汗而不宜下矣。

阳明病，心下硬满者，不可攻之，攻之利遂不止者死，利止者愈。

心下硬满，邪聚阳明气分，证兼太阳也，故不可攻。攻之利不止，则邪气未尽，真气先脱，故死。利止则邪气去，而正气犹存，故愈也。

脉浮而大，心下反硬，有热属藏者攻之，不令发汗。

伤寒以脉浮为表证，胸满为阳邪，此脉浮为热气内蒸达表，必五六日后脉反浮大，要非初病表证脉浮之比，心下硬为燥结逆攻，必先腹胀，而后变心下硬，亦非初病阳邪上结之比，故仲景特申之曰"有热属藏"，言内有实热燥屎逆攻脾藏也，且戒之曰"不令发汗"，急当攻之，此所谓凭证不凭脉也。

属府者，不令溲数，溲数则大便硬，汗多则热愈，汗少则便难，脉迟尚未可攻。

邪入阳明之府，必自汗，小便多，以其实热内结，津液旁渗也，是以仲景有阳明病汗多，禁利小便之戒。此热邪虽入阳明，而未作里实，犹宜和解，如小柴胡热服亦能出汗，汗多则邪从汗解而热愈，汗少则邪热内结而便难。若脉迟为热尚少，结未定硬，须俟脉数结定，然后攻之。

二条旧在《脉法篇》①中，今归此。

太阳病三日，发汗不解，蒸蒸发热者，属胃也，调胃承气汤主之。

本太阳中风，误用麻黄发汗，汗出过多，反伤胃中津液，所以不解。热邪乘虚内入，而为里热之证也。蒸蒸者，热势自内腾达于外也。惟热在胃，故用承气以调其胃，胃调则病涣然除矣。

伤寒吐后，腹胀满者，与调胃承气汤。

吐后腹满，则邪不在胸，其为里实可知。但腹满而不痛，终属表邪入里未实，故不宜峻下，少与调胃承气和之可也。

阳明病，不吐，不下，心烦者，可与调胃承气汤。

胃气及津液既不由吐下而伤，则心烦明系胃中热炽，故可与调胃承气以安胃而全津液也。可与者，欲人临病裁酌，不可竟行攻击也。

太阳病，过经十余日，心下温温欲吐而胸中痛，大便反溏，腹微满，郁郁微烦，先此时自极吐下者，与调胃承气汤。若不尔者不可与，但欲呕，胸中痛，微溏者，此非柴胡证而呕，故知极吐下也。

太阳病，过经十余日，心下温温欲吐而不吐，其人胸中痛，大便反溏，腹微满，郁郁微烦者，此有二辨：若曾经大吐大下，是胃气受伤，邪乘虚入，故用调胃承气之法。若未极吐下，但欲呕不呕，胸中痛，微溏者，是痛非吐所伤，溏非攻所致，调胃之法不可用矣。岂但调胃不可用，即柴胡亦不可用矣。以邪尚在太阳高位，徒治阳明少阳，而邪不服耳。解太阳之邪，仲

① 脉法篇：见本书下卷。

景言之已悉，故此但示其意也。若其人欲呕，则是为吐下所伤而致，又不在太阳矣。

伤寒十三日不解，过经谵语者，以有热也，当以汤下之。若小便利者，大便当硬，而反下利，脉调和者，知医以丸药下之，非其治也。若自下利者，脉当微厥，今反和者，此为内实也，调胃承气汤主之。

此条原无表证，虽丸药误下，其脉仍和，即为内实也。

按：仲景下法，屡以用丸药为戒，惟治脾约之麻仁丸一条，因其人平素津枯肠结，故虽邪在太阳，即用丸之缓下润其肠，使外邪不因峻攻而内陷。若俟阳明府实而下，恐无救于津液也。

阳明病，下之，其外有热，手足温，不结胸，心中懊侬，饥不能食，但头汗出者，栀子豉汤主之。

此湿热上攻之证，下之而外有热。手足温，不结胸，则外邪原不甚重。若其人头汗出者，亦是胸中郁热上蒸所致，宜因其高而扬之，用栀子豉汤以撤其热，则阳得以下通于阴，而周身漐然汗出解矣。

趺阳脉浮而涩，浮则胃气强，涩则小便数，浮涩相搏，大便则难，其脾为约，麻仁丸主之。

成注谓胃强脾弱，脾不为胃行其津液，大谬。若果脾弱，即当补矣，何为麻仁丸中反加大黄、厚朴、枳实乎？仲景言胃强，原未言脾弱，况其所谓胃强，正是因脾之强而强。盖约者，省约也，脾气过强，将三五日胃中所受之谷，省约为一二弹丸而出，全是脾土过燥，至令胃中之津液日渐干枯，所以大便为难也。设脾气弱，即当便泄矣，岂有反难之理乎？相传谓脾约不能约束胃中之水，何以反能约束胃中之谷耶？在阳明例中，凡宜攻下者，惟恐邪未入胃，大便弗硬，又恐初硬后溏，不可妄攻。若欲攻之，先与小承气汤，试其转矢气者，方可攻，皆是虑夫脾气之弱，故尔踌躇也。若夫脾约一证，在太阳已当下矣，更何用阳明耶。

脉浮而芤，浮为阳，芤为阴，浮芤相搏，胃气生热，其阳则绝。

此言脾约当下不下，则浮涩转为浮芤，津液竭而难下矣。其阳则绝，即阳绝于里，亡津液之互辞。

赵以德云：胃中阳热亢甚，脾无阴气以和之，孤阳无偶，不至燔灼竭绝不止耳。

已上太阳阳明府证。

阳明病，潮热，大便微硬者，可与大承气汤，不硬者，不可与之。若不大便六七日，恐有燥屎，欲知之法，少与小承气汤，汤入腹中，转矢气者，此有燥屎，乃可攻之。若不转矢气者，此但初头硬，后必溏，不可攻之，攻之必胀满，不能食也。欲饮水者，与水则哕，其后发热者，必大便复硬而少也。以小承气汤和之，不转矢气者，慎不可攻也。

腹中之气，得攻药不为转动，则属虚寒，所以误攻而证变胀满，不能食及哕也。攻后重复发热，大便因可得硬，但为时未久，必不多耳，仍用小承气汤和之。若腹中气仍不转，则不但大承气大差，即小承气亦小差矣。

阳明病，脉迟，虽汗出不恶寒者，其身必重，短气，腹满而喘，有潮热者，此外欲解，可攻里也，手足濈然而汗出者，此大便已硬也，大承气汤主之。若汗多，微发热恶寒者，外未解也，其热不潮，未可与承气汤。若腹大满不通者，可与小承气汤微和胃气，勿令大泄下。

仲景既言"脉迟尚未可攻"，而此证首言"脉迟"，复言

"可攻"者，何也？夫所谓"脉迟尚未可攻"者，以腹中热尚未甚，燥结未定，故尚未宜攻下，攻之必胀满不食，而变结胸痞满等证，须俟脉实结定后，方可攻之。此条虽云脉迟，而按之必实，且其证一一尽显胃实，故当攻下无疑。若以脉迟妨碍一切下证，则大陷胸之下证最急者，亦将因循缩手待毙乎？

阳明病，谵语，发潮热，脉滑而疾者，小承气汤主之。因与承气汤一升，腹中转矢气者，更服一升。若不转矢气者，勿更与之。明日不大便，脉反微涩者，里虚也，为难治，不可更与承气汤也。

前条虽脉迟，以有腹满短气，所以不得不下，且不容缓。此条脉滑而疾，即有谵语潮热，而无喘满实证，止宜小承气下之，下之而脉反微涩，证变虚寒，故为难治。

得病二三日，脉弱，无太阳柴胡证，烦躁，心下硬，至四五日虽能食，以小承气汤少少与微和之，令小安，至六日，与承气汤一升。若不大便，六七日小便少者，虽不能食，但初头硬，后必溏，未定成硬，攻之必溏，须小便利，屎定硬，乃可攻之，宜大承气汤。

无太阳、少阳证，则烦燥，心下硬，属正阳阳明之可下无疑矣。但其人脉弱，虽是能食，亦止宜小承气微和之，和之而当已觉小安，俟隔日再与小承气稍稍多进，总由脉弱，故尔踌躇也。至六七日，竟不大便，似乎胃实，乃小便复少，正恐胃弱而膀胱气化之源窒，转渗大肠，初硬后溏耳。所以小便利，屎定硬，乃可攻之。此段之能食不能食，全与辨风寒无涉。言能食者，不可以胃强而轻下。不能食者，不可以胃中有燥屎而轻下也。

伤寒，若吐若下后不解，不大便五六日，上至十余日，日晡所发潮热，不恶寒，独语如见鬼状。若剧者，发则不识人，循衣摸床，惕而不安，微喘直视，脉弦者生，涩者死，微者但发热谵语，大承气汤主之。若一服利，止后服。

按：少阳阳明谵语脉短者死，盖阳明之脉本长，而反短者，为阴阳不附，故死也。此言脉弦者生，涩者死，盖弦为少阳之脉，虽木胜土，而土气未至于败极，犹能生养木气，故尚可生，涩则津液耗竭，血气尽亡，故死也。

又土衰下奔，木邪难任，故弦为失。此便硬土实，故弦为生。

汗出谵语者，以有燥屎在胃中，此为风也，须下之，过经乃可下，下之若早，语言必乱，以表虚里实故也。下之则愈，宜大承气汤。

此条之文，似浅而实深，仲景惧人不解，已自为注脚，不识后人何故茫然。胃有燥屎，本当用下，以谵语而兼汗出，知其风邪在胸，必俟过经下之，始不增扰。所以然者，风性善行数变，下之若早，徒引之走空窍①，乱神明耳。然胃有燥屎，下之不为大误，其小误止在未辨证兼乎风。若此者，必再一大下，庶大肠空而风邪得以并出，故自愈。此通因通用之法，亦将差就错之法也。

阳明病，谵语，有潮热，反不能食者，胃中必有燥屎五六枚也，宜大承气汤下之。若能食者，但硬尔。

"宜大承气汤下之"，旧在"但硬尔"下，今正之。

此以能食不能食辨燥结之微甚也。详仲景言，病人潮热谵语，皆胃中热盛所致，胃热则能消谷，今反不能食，此必热伤

---

① 空窍：即孔窍。

胃中津液，气化不能下行，燥屎逆攻于胃之故，故宜大承气汤急祛亢极之阳，以救垂绝之阴。若能食者，胃中气化自行，热邪原不为盛，津液不致大伤，大便虽硬而不久自行，不必用药反伤其气也。若以能食便硬而用承气，殊失仲景平昔顾虑津液之旨。

阳明病发热，汗出多者急下之，宜大承气汤。

汗多则津液外渗，加以发热，则津液尽随热势蒸腾于外，更无他法以止其汗，惟有急下引热势从大肠而出，庶津液不致尽越于外耳。

阳明病下之，心中懊𢙇而烦，胃中有燥屎者可攻。腹微满，初头硬，后必溏，不可攻之。若有燥屎者，宜大承气汤。

以小承气汤试其可下，而用大承气汤下之矣。若下后心中懊𢙇而烦，为病在气分不解，当察其所下多少，或结或溏，然后方可定其可下不可下。设先前所下，初硬后溏，虽腹微满，为表邪乘虚入里之征，不可便下，须俟结定，乃可攻之。若先前所下纯是燥屎，为下未尽，即当再与大承气汤，以协济前药，急驱热邪，则烦满立解矣。

病人不大便五六日，绕脐痛，烦躁，发作有时者，此有燥屎，故使不大便也。

发作有时者，邪热攻击，燥屎上冲也，急宜大承气汤下之无疑。

大下后六七日不大便，烦不解，腹满痛者，此有燥屎也，所以然者，本有宿食故也，宜大承气汤。

大下后六七日重不大便，反加烦满腹痛，此先前所伤胃中宿食，因下后始得下，归大肠而复结也，当再攻之，则热邪与燥屎尽去，方得解散耳。

病人小便不利，大便乍难乍易，时有微热，喘冒不能卧者，有燥屎也，宜大承气汤。

时有微热，喘促昏冒不能卧，胃府热邪内实也，以其人膀胱素有畜热，才病即小便不利，所以大便乍难乍易。津既渗入大肠，则膀胱愈涸，热邪愈固，故宜急下以救阴为务也。

发汗不解，腹满痛者，急下之，宜大承气汤。

发汗不解，反腹中满痛，则邪不在表而在里，惟有急下一法，庶满去而病自解也。

腹满不减，减不足言，当下之，宜大承气汤。

腹满时减，复如故，为虚满，当用温药。今虽稍减，而实未尝不满，故为减不足言。言满至十分，即减去一二分，不足杀其势也，当下无疑。

伤寒六七日，目中不了了，睛不和，无表里证，大便难，身微热者，此为实也，急下之，宜大承气汤。

此一条，辨证最微细。大便难，则非久秘，里证不急也。身微热，则非大热，表证不急也，故曰无表里证。即此可验其热邪在中耳，热邪在中，亦不为急，但其人目中不了了，睛不和，则急矣。以阳明之脉络于目，阳明热甚，则土邪凌水，计惟急下，以救阴为务也。

已上正阳阳明府证。

阳明病，本自汗出，医更重发汗，病已差，尚微烦不了了者，此大便必硬故也，以亡津液，胃中干燥，故令大便硬，当问其小便日几行，若本小便日三四行，今日再行，故知大便不久出。今为小便数少，以津液当还入胃中，故知不久必大便也。

此因过汗伤津，虽微烦不大便，而无所苦，终非热邪固结之比。内既无热，水谷之余仍随胃气上蒸。营卫一和，津液自溉，况大肠小肠皆属于胃，燥则肠胃皆燥，润则源流俱润，所以小便今反数少，洵为津液还入胃中，大便不久自行无疑。

太阳病，若吐，若下，若发汗，微烦，小便数，大便因硬者，与小承气汤和之愈。

本太阳病，以吐下伤阴，故令微烦，小便数，大便因硬，皆邪渐入里之机，故少与小承气微和胃气即愈。

伤寒四五日，脉沉而喘满，沉为在里，而反发其汗，津液越出，大便为难，表虚里实，久则谵语。

伤寒四五日，正热邪传里之时，况见脉沉喘满，里证已具而反汗之，必致燥结谵语矣。盖燥结谵语，颇似大承气证，此以过汗伤津，而不致大实大满腹痛，止宜小承气为允当耳。

阳明病，其人多汗，以津液外出，胃中燥，大便必硬，硬则谵语，小承气汤主之。若一服谵语止，更莫复服。

多汗谵语，下证急矣。以其人汗出既多，津液外耗，故不宜大下，但当略与小承气汤，和其胃气，止其谵语而止。若过服，反伤津液，后必复结也。

发汗多，若重发汗者，亡其阳，谵语，脉短者死，脉自和者不死。

此言太阳经得病时发汗不解，及传阳明，重发其汗，亡阳谵语之一证也。亡阳之人，神魂无主，而妄见妄闻，与热邪传心之候不同，况汗多则大邪必从汗解，正虑阳神飞越难返，故脉短则阴阳不附，脉和则阴阳未离，其死生但从脉定耳。其脉既短，安问药之所长哉。

夫实则谵语，虚则郑声。郑声，重语也。

重语者，字语重叠，不能转出下语，真气夺之征也。

直视，谵语，喘满者死，下利者亦死。

谵语者，心火亢极，加以直视，则肾水垂绝，心火无制，故主死。喘满者，邪乘阳位而上争，气从上脱，故主死。下利者，邪聚阴位而下夺，气从下脱，亦死也。设谵语内实，下旁流清水者，又不可误认死证也。

伤寒后脉沉，沉者，内实也，下解之，宜大柴胡汤。

详此条既曰"伤寒后"，必是传过三阳，因汗下太过，伤其津液，所以脉沉而见内实证。然必其人脉虽沉实，而兼见弦紧，或大热虽去，时有微热不除，故主此汤，以尽少阳阳明内伏之余邪。设见沉实滑数，表证绝无者，又属承气证矣。

脉双弦而迟者，必心下硬，脉大而紧者，阳中有阴也，可以下之，宜大柴胡汤。

前条脉沉者宜下，则以大柴胡解之。此条上言脉双弦而迟，为寒饮内结，次言脉大而紧，为寒邪留伏，皆阳中伏有阴邪，并可以下，合用大柴胡无疑。不言"当下"，而曰"可以下之"。不言"主之"，而曰"宜"者，以双弦而迟，似乎寒证。至"大而紧"，又与浮紧不殊，以其心下硬，故云可下，与脉浮而大，心下反硬，有热属藏者攻之同例。世本俱作"宜大承气汤"，传写之误也。大柴胡方中有半夏、生姜之辛温，以涤饮散寒，故可以治阳中伏匿之阴邪。若大承气纯属苦寒，徒伐中土之冲和，则痞结下利之变，殆所必至也。

阳明病，自汗出，若发汗，小便自利者，此为津液内竭，虽硬不可攻之，当须自欲大便，宜蜜煎导而通之。若土瓜根及大猪胆汁，皆可为导。

凡系多汗伤津及屡经汗下不解，或尺中脉迟弱元气素虚人，当攻下而不可攻者，并宜导法，但须分津液枯者用蜜导，热邪盛者用胆导，湿热痰饮固结，姜汁麻油浸栝蒌根导，惟下旁流水者，导之无益，非大小气峻攻不效，以实结在内而不在下也。至于阴结便秘者，宜于蜜导中加姜汁、生附子末，或削陈酱姜导之，此实补仲景之未逮也。

已上少阳①阳明府证。

咽中闭塞不可下，下之则上轻下重，水浆不下，卧则欲蜷，身急痛，下利日数十行。

言初病便咽干闭塞，以其人少阴之真阳素亏，故汗下俱禁，下之则显少阴虚寒，诸证蜂起也。

诸外实者不可下，下之则发微热，亡脉厥者，当脐握热。

诸外实者，为表热里寒，下之则表邪内陷，客于下焦，故脉伏不至，四肢厥逆，但当脐一片掣引而烦热不宁也。

诸虚者不可下，下之则大渴，求水者易愈，恶水者剧。

诸虚下之为重虚，内竭津液，故令大渴，求水者，阳气未竭，故易愈。

脉数者不可下，下之则必烦，利不止。

阳明之脉必浮大，若兼之以数，为邪气方炽，下之则热邪乘虚入里，故内烦而协热利也。

已上宿病禁下。

---

① 少阳：清康熙重刻本作"皆属"。

少阳篇

少阳证，统而言之，邪居表里之半。析而言之，亦有在经在府之分。然其治总不越小柴胡随证加减为权衡，谓其能于本经中鼓舞胃气，升载其邪于上也。盖少阳为枢，职司开阖，而转运其枢者，全赖胃气充满，则开阖有权，其邪不敢内犯，胃气不振，则关钥废弛，邪得出入无禁矣。是少阳所主，宁不重在胃气乎？

少阳之为病，口苦，咽干，目眩也。

少阳热炽，故口苦，咽干，热聚于胸也。目眩者，木盛生风也。

伤寒，脉弦细，头痛发热者，属少阳，少阳不可发汗，发汗则谵语。此属胃，胃和则愈，胃不和则烦而悸。

少阳中风，两耳无所闻，目赤，胸中满而烦者，不可吐下，吐下则悸而惊。

少阳伤寒禁发汗，少阳中风禁吐下，二义互举，其旨益严。盖伤寒之头痛发热，宜于发汗者，尚不可汗，则中风之不可汗不待言矣。伤寒之胸满而烦，痰饮上逆，似可吐下者，尚不可吐下，则伤寒之不可吐下，更不待言矣。头痛发热，为太阳伤寒之候，以其脉不浮紧而弦细，故知邪入少阳之界矣。

脉弦细者，邪欲入里，其在胃中之津液必为热耗，重复发汗而驱其津液外出，安得不谵语乎？胃和者，邪散而津回也，不和者，津枯而饮结，所以烦而悸也。胸满而烦，无形之风与有质之饮结于胸际，故非吐下所能出，徒取烦悸而已。

少阳主治，全重在阳明，故云此属胃，胃和则愈，乃少阳一经之要领也。

伤寒三日，三阳为尽，三阴当受邪，其人反能食而不呕，此为三阴不受邪也。

伤寒三日，少阳脉小者，欲已也。

能食不呕与胃和则愈互义。脉不弦大，邪微欲解之先征。

伤寒四五日，身热恶风，颈项强，胁下满，手足温而渴者，小柴胡汤主之。

身热恶风，太阳证也。颈项强，太阳兼阳明证也。胁下满，少阳证也。本当从三阳合并病之例而用表法，但其手足温而加渴，外邪辐凑①于少阳，而向里之机已著，倘更用辛甘发散之法，是重增其热而大耗其津也，故从小柴胡之和法，则阳邪自罢而阴津不伤，一举而两得之矣。

伤寒，阳脉涩，阴脉弦，法当腹中急痛，先与小建中汤，不差者，与小柴胡汤主之。

阳脉涩，阴脉弦，浑似在里之阴寒，所以腹中急痛，腹中急痛，则阴阳乖②于中，而脾气不建矣，故以小建中之缓而和其急，腹痛止而脉不弦涩矣。若不差，则弦为少阳之本脉，而涩乃汗出不彻，腹痛乃邪传太阴之候，则用小柴胡以和阴阳而升举其阴分之邪，为的当③无疑矣。

伤寒五六日，中风，往来寒热，胸胁苦满，默默不欲饮食，心烦喜呕，或胸中烦而不呕，或渴，或腹中痛，或胁下痞硬，或心下悸，小便不利，或不渴，身有微热，或咳者，与小柴胡汤主之。

① 辐（fú 福）凑：又作"辐辏"。形容人或物聚集，像车辐集中于车毂一样。辐，连结车辋和车毂的直条。凑，聚合。

② 乖：违背；不和谐。

③ 的当：恰当；稳妥。

少阳主半表半里之间，其邪入而并于阴则寒，出而并于阳则热，往来寒热无常期也。风寒之外邪，挟身中有形之痰，结聚于少阳之本位，所以胸胁满也。胸胁既满，胃中之水谷亦不消，所以默默不欲食，即昏昏之意，非静默也。心烦者，邪在胸胁逼处心间也，或呕或不呕，或渴或不渴，诸多见证，各随人之气体，不尽同也。然总以小柴胡和法为主治，而各随见证以加减之耳。本方以柴胡为少阳一经之向导，专主往来寒热，谓其能升提风木之气也。黄芩苦而不沉，黄中带青，有去风热之专功，谓其能解风木之邪也。半夏力能涤饮，胆为清净之府，病则不能行清净之令，致寒饮沃①于内，热邪淫于外，非此迅扫涎沫，则胆终不温，表终不解也。其用人参、甘草补中者，以少阳气血皆薄，全赖土膏②资养，则水气始得发荣，即是胃和则愈之意。用姜枣和胃者，不过使半表之邪仍从肌表而散也。独怪后世用小柴胡，一概除去人参，加入耗气之药，此岂仲景立方本意哉？

伤寒中风，有柴胡证，但见一证便是，不必悉具。若胸中烦而不呕，去半夏、人参，加栝蒌实一枚。若渴者，去半夏，加人参，合前成四两半，栝蒌根四两。若腹中痛者，去黄芩，加芍药三两。若胁下痞硬，去大枣，加牡蛎四两。若心下悸，小便不利者，去黄芩，加茯苓四两。若不渴，外有微热者，去人参，加桂三两，温覆取微汗愈。若咳者，去人参、大枣、生姜，加五味子半升，干姜二两。

胸为阳分，烦为阳邪，以阳邪留薄③于胸中，故去半夏、

---

① 沃：浸泡。
② 土膏：土中所含的适合植物生长的养分。此指脾土之气。
③ 留薄：停留逼迫。

人参之助阳，而加栝蒌实以涤饮除烦也。渴为津液受伤，故去半夏之辛燥，而用栝蒌根之清润，加用人参之甘以益津也。腹中痛者，为阳邪攻阴，以黄芩能伤胃中清阳之气，故去之。芍药专主阳邪传阴，为阴中伐木之要药，故滞下，亦咸用之。设阴寒腹痛自利，又为切禁也。胁下痞硬，为饮结于少阳部分，故去大枣之甘壅，而加牡蛎以软坚逐邪为务也。心下悸而小便不利，为水停心下，故去黄芩之苦寒助阴，而加茯苓以淡渗利水也。若不渴，外有微热者，知热邪未入于里，故去人参而加桂枝，温覆取微汗以解表也。若咳者，为肺气受邪，故去参、枣之益气，生姜之上气，而加干姜之辛散，兼五味之酸收，以散邪敛肺也。

凡柴胡汤病证而下之，若柴胡证不罢者，复与柴胡汤，必蒸蒸而振，却发热汗出而解。

下之而证不罢，复与柴胡以升举之，使邪不致陷入阴分也。设见腹痛、烦燥等证，必当从去黄芩加芍药法矣。

本发汗而复下之，此为逆也。若先发汗，治不为逆，本先下之，而反汗之为逆，若先下之，治不为逆。

本表证而用表药，汗不透，故未愈，当再与轻表，则立解矣。医见热不除，疑为前药未当，反与下药，则误矣。然虽误下，以其先前曾用过表剂，邪势已杀，故不为逆，但未尽表邪，因下药引入半里，所以从少阳例治也。邪气已入于府，与里药下之矣。其下未尽，故热不去，当更与里药则已。医见下之不愈，疑前药未当，反与表药，则误矣。以其先前曾服过下药，里邪少杀，故不为逆，但未尽余热，因表药提出半表，所以亦从少阳治例也。

伤寒五六日，头汗出，微恶寒，手足冷，心下满，口不欲食，大便难，脉细者，此为阳微结，必有表复有里也。脉沉亦在里也。汗出为阳微，假令纯阴结，不得复有外证，悉入在里，此为半在里半在外也。脉虽沉紧，不得为少阴病。所以然者，阴不得有汗，今头汗出，故知非少阴也，可与小柴胡汤。设不了了者，得屎而解。

阳微结者，阳分之邪微微结聚，不能传出于表也。注作阳气衰微，故阳气结聚，大差，果尔，则头汗出为亡阳之证，非半表半里之证矣。果尔，则阴结又是阴气衰微矣。玩本文"假令纯阴结"等语，谓阳邪若不微结，纯是阴邪内结，则不得复有外证，其义甚明。得屎而解，即前证过经十余日，用大柴胡分提使传之法也。

妇人中风，发热，恶寒，经水适来，得之七八日，热除而脉迟，身凉，胸胁下满，如结胸状，谵语者，此为热入血室，当刺期门，随其实而泻之。

中风七八日，热邪传里之时，因经水适来，邪气乘虚而入血室，却不入于胃府也。经水适来而即止，必有瘀结，此为实证，故宜刺期门以泻之。

妇人中风七八日，续得寒热，发作有时，经水适断者，此为热入血室，其血必结，故使如疟状，发作有时，小柴胡汤主之。

中风七八日，表证已罢，经水不应断而适断，复见寒热如疟，必经行未尽而有结血，然经既行而适断，此为虚证，故不可泻，宜小柴胡和之。

妇人伤寒，发热，经水适来，昼日明了，暮则谵语，如见鬼状者，此为热入血室，无犯胃气，及上二焦，必自愈。

伤寒邪热在表，故经水来而不断，虽为热入血室，以气分不受邪，故昼日明了，但夜则谵语，候经尽，热随血散自愈，不可刺期门，妄犯胃气，及用柴胡犯上二焦也。

血弱气尽，腠理开，邪气因入，与正气相搏，结于胁下，正邪分争，往来寒热，休作有时，默默不欲饮食，藏府相连，其痛必下，邪高痛下，故使呕也，小柴胡汤主之。

申明上三条热入血室之由，尚恐"如结胸状"四字形容不尽，重①以藏府相连，邪高痛下，畅发病情。盖血室者，冲脉也，下居腹内，厥阴肝之所主也，而少阳之胆与肝相连，府邪在上，藏邪在下，胃口逼处二邪之间，所以默默不欲食而但喜呕耳。

太阳病，十日已去，脉浮细而嗜卧者，外已解也。设胸满胁痛者，与小柴胡汤。脉但浮者，与麻黄汤。

太阳病，十日已去，脉浮细，嗜卧，外证已去，其证有两：一为邪入少阴，阳邪传里之候。一为表邪解散不传之候。设见胸满胁痛，证属少阳，当用小柴胡无疑。倘脉尚见浮紧，虽证显少阳，仍当用麻黄汤开发腠理，使太阳之邪，仍从营分而散也。

已上少阳经证。

本太阳病不解，转入少阳者，胁下硬满，干呕，不能食，往来寒热，尚未吐下，脉沉紧者，与小柴胡汤。若已吐下，发汗，温针，谵语，柴胡汤证罢，此为坏病，知犯何逆，以法治之。

尚未吐下，虽脉沉紧者，犹当与小柴胡汤，言表邪初陷于里，未变为实，犹可提其邪气外出而解。若已吐下，发汗，温针，是为坏病，邪气已全入里，正气内伤，不可用小柴胡也。

---

① 重：清康熙重刻本作"故"。

然必柴胡证罢，乃为少阳坏病，不可与太阳坏病例推也。

伤寒八九日，下之，胸满烦惊，小便不利，谵语，一身尽重，不可转侧者，柴胡加龙骨牡蛎汤主之。

此系少阳之里证，诸家注作心经病，误也。盖少阳有三禁不可妄犯，虽八九日过经下之，尚且邪气内犯，胃土受伤，胆木失荣，痰聚膈上，故胸满烦惊。惊者，胆不宁，非心虚也。小便不利，谵语者，胃中津液竭也。一身尽重者，邪气结聚痰饮于胁中，故令不可转侧，主以小柴胡和解内外，逐饮通津，加龙骨、牡蛎以镇肝胆之惊，即是虚劳失精之人感寒，用桂枝汤加龙骨、牡蛎同意。

太阳病，过经十余日，反二三下之，后四五日，柴胡证仍在者，先与小柴胡汤，呕不止，心下急，郁郁微烦者，为未解也，与大柴胡汤下之则愈。

过经十余日，不知少阳证未罢，反二三下之，因而致变多矣。后四五日，柴胡证仍在，未有他变，本当两解表里，但其人之邪，屡因误下而深入不能传散，故必先用小柴胡，提其邪出半表，然后用大柴胡为合法也。

伤寒十三日不解，胸胁满而呕，日晡所发潮热，已而微利，此本柴胡证，下之而不得利，今反利者，知医以丸药下之，非其治也。潮热者，实也，先宜小柴胡汤以解外，后以柴胡加芒硝汤主之。

过经不解者，言三阳俱已传过，故其治在半表半里之间，胸胁满而呕，邪在少阳也。发潮热，里可攻也。微下利，便不硬也。以大柴胡分解表邪，荡涤里热，则邪去而微利亦自止耳。若误用丸药，则徒引热邪内陷而下利，表里俱不解也，故先用小柴胡分提以解外邪，加芒硝以荡涤胃中之虚热也。

已上少阳府证。

服柴胡汤已，渴者属阳明也，以法治之。

风寒之邪，从阳明而传少阳，起先不渴，里证未具，及服小柴胡汤已，重加口渴，则邪还阳明，当调胃以存津液矣。然不曰"攻下"，而曰"以法治之"，其意无穷。盖少阳之寒热往来，间有渴证，倘少阳未罢而恣言攻下，不自犯少阳之禁乎？所以少阳重转阳明之证，但云"以法治之"。

上条少阳转阳明府证。

伤寒七八日，无大热，其人躁烦者，此为阳去入阴故也。

邪气传里则躁烦，不传里则安静也。

上条少阳经将传太阴证。

少阳病欲解时，从寅至辰上。

上条少阳经证自解候。

太阴篇

太阴居三阳二阴之间，本无外中之寒，即有中风，亦必缘饮食后腠理疏而入，故太阴但有桂枝而无麻黄证也。《尚论》以为但举桂枝而麻黄不待言者，亦未达此义。或言：太阴既无中寒，何得有四逆汤证？曰：此盖脾胃素虚之人，内伤饮食得之，故太阴寒证，但曰藏寒，不曰中寒。其他传经之证，或缘先伤饮食，或缘攻下所致，故太阴传经之邪，无大热证，非少阴、厥阴之比。惟桂枝大黄汤一证，乃缘误下，阳邪内陷而腹痛，用以泄陷内之阳邪，非太阴有可下之例也。即先伤饮食致传者，亦必邪传胃府，乃可攻下。大率当下当温，以腹之或满或痛，辨其虚实治之为当也。若循经从少阳传次太阴，不过往来寒热等少阳证罢，而见烦躁不宁，腹满时痛，手足自温，肌肉重按则热，肌表却不热，脉沉细或微畏寒足冷，当从传经例随证分解之。

太阴之为病，腹满而吐，食不下，自利益甚，时腹自痛，若下之，必胸下结硬。

腹满自利，太阴之本证也，吐而食不下，则邪迫于上。利甚而腹痛，则邪迫于下。上下交乱，胃中空虚，此但可行温散，设不知而误下之，其在下之邪可去，而在上之邪陷矣，故胸中结硬与结胸之变颇同，胃中津液上结，胸中阳气不布，卒难开涤也。

自利不渴者属太阴，以其藏有寒故也。当温之，宜服四逆辈。

自利不渴者属太阴，太阴主水谷，故病自利。内有真寒，故不渴。注谓自利不渴，湿胜也，故用四逆辈，以燠土①燥湿，非也。仲景大意以自利不渴者属太阴，以自利而渴者属少阴，分经辨证，所关甚巨。盖太阴属湿土，邪热入而蒸动其湿，则显有余，故不渴而多发黄。少阴属肾水，热邪入而消耗其水，则显不足，故口渴而多烦躁也。今自利不渴，知太阴藏寒，故当温之，宜用四逆辈，则理中等可不言而喻也。太阴湿土之藏，有寒不用理中而用四逆者，水土同出一源，冬月水暖则土亦暖，夏月水寒则土亦寒，所以土寒即阴内阳外，故用四逆以温土也。

已上太阴藏寒证。

本太阳病，医反下之，因尔腹满时痛者，属太阴也，桂枝加芍药汤主之。

太阳之误下，其病皆在胸胁以上，阳邪伤阳分也。此因误下而腹满时痛，无胸胁等证，则其邪已入阴位，所以属太阴也。腹满者，太阴里气不和也。时痛者，有时而痛，非大实大满之痛也，故仍用桂枝解肌之法，以升举阳邪，但倍白芍药以收太阴之逆气，本方不增一药，斯为神耳。

大实痛者，桂枝加大黄汤主之。

大实痛，则非有时而痛者可例矣，故前方但倍芍药，而此则加大黄，加大黄者，取其苦寒能荡实热也，以其大实大满，宜从急下。然阳分之邪初陷太阴，未可峻攻，但于桂枝汤中少加大黄，七表三里以分杀其邪可也。

太阴为病，脉弱，其人续自便利，设当行大黄芍药者，宜减之，以其人胃气弱，易动故也。

此段叮咛与《阳明篇》中互发。阳明曰不转矢气，曰先硬

---

① 燠（yù 玉）土：温脾。燠，暖；热。

后溏，曰未定成硬，皆是恐伤太阴脾气。此太阴证而脉弱便利，减用大黄芍药，又是恐伤阳明胃气也。

伤寒脉浮而缓，手足自温者，系在太阴，太阴当发身黄，若小便自利者，不能发黄，至七八日，虽暴烦下利日十余行，必自止，以脾家实，腐秽当去故也。

太阴脉本缓，故浮缓虽类太阳之中风，手足自温则不似太阳之发热，更不似少阴之四逆与厥，所以系在太阴，允为恰当也。太阴脉见浮缓，其湿热交盛，势必蒸身为黄。若小便自利者，湿热从水道而泄，不能发黄也。至七八日暴烦下利日十余行，其证又与少阴无别。而利尽腐秽当自止，则不似少阴之烦躁有加，下利漫无止期也。况少阴之烦而下利，手足反温，脉紧反去者，仍为欲愈之候，若不辨晰而误以四逆之法治之，几何不反增危困耶？虽阳明与太阴府藏相连，其便硬与下利自有阳分、阴分之别，而下利中又有温里实脾之别，温里宜四逆汤，实脾宜五苓散，利水即所以实脾，脾实则腐秽不攻而去也。

已上误下热传太阴证。

伤寒，脉浮而缓，手足自温者，是为系在太阴。太阴者，身当发黄。若小便自利者，不能发黄，至七八日大便硬者，为阳明病也。

此太阴转属胃府证也。脉浮而缓，本为表证，然无发热恶寒外候，而手足自温者，是邪已去表而入里，其脉之浮缓，又是邪在太阴，以脾脉主缓故也。邪入太阴，势①必蒸湿为黄。若小便自利，则湿行而发黄之患可免。但脾湿既行，胃益干燥，胃燥则大便必硬，因复转为阳明内实，而成可下之证也，下之

① 势：文化本作"热"。

宜桂枝大黄汤。

伤寒，其脉微涩者，本是霍乱，今是伤寒，却四五日至阴经上，转入阴必利，本呕下利者，不可治也。欲似大便而反矢气，仍不利者，属阳明也，便必硬，十三日愈。所以然者，经尽故也。

霍乱为胃中郁滞寒物，故其脉当微涩，今伤寒是外邪，脉当浮盛而不当微涩也。四五日为转入阴经之时，忽然自利呕逆而脉微涩者，恐是阳气顿绝，阴气暴逆，其势叵测，故不可妄治，非不治也。若欲似大便而反矢气，仍不利者，此太阴转属阳明，必便硬可攻，至十三日过经而愈也。

下利后当便硬，硬则能食者愈，今反不能食，到后经中颇能食，复过一经能食，过之一日当愈，不愈者不属阳明也。

此言下利止后，必能食而便硬，阳明胃气有权也。若利虽止而不能食，邪热去而胃气空虚也，俟过一经，胃气渐复，自能食矣。设日久不能食，将成脾胃虚寒呕逆变证也。或能食而久不愈，此热气有余，必发痈脓也。

已上太阴转阳明府证。

太阴病，脉浮者可发汗，宜桂枝汤。

太阴脉尺寸俱沉细，今脉浮，则①邪还于表可知矣，故仍用桂枝击其邪之情归也。

太阴中风，四肢烦疼，阳微阴涩而长者，为欲愈。

四肢烦疼者，脾主四肢，亦风淫末疾之验也。阳脉微阴脉涩，则风邪已去而显不足之象。但脉见不足，正恐元气已漓②，

---

① 则：清康熙重刻本作"里"。
② 漓：浅薄；微弱。

暗伏危机，故必微涩之中更加其脉之长而不短，知元气未衰，其病为自愈也。注家未审来意，谓涩为血凝气滞，大谬，岂有血凝气滞反为欲愈之理耶？

已上太阴转阳明经证。

太阴病欲解时，从亥至丑上。

上条太阴经证自解候。

少阴上篇

伤寒邪在三阳，大阳为首，邪在三阴，少阴为先。少阴虽居太阴、厥阴之中，而实为阴经之表，以其与太阳表里，又与阴维相附，且人肾气多虚，受病最易，况原委不一，人但知少阴有传经、直中两途，救阴、回阳二法，不知直中虽当回阳，而有兼汗兼温之殊。传经虽宜救阴，复有补正攻邪之别，岂可一概混淆，能令读者无眩耶？盖传经热邪，先伤经中之阴，甚者邪未除而阴已竭，独是传入少阴，其急下之证，反十之三，急温之证，反十之七。而宜温之中，复有次第不同，毫厘千里。粗工不解，必于曾犯房室之证始敢用温，及遇一切当温之证反不能用，讵知未病先劳其肾水者，不可因是遂认为当温也，必其人肾中之真阳素亏，复因汗下后，扰之外出而不能内返，势必借温药以回其阳，方可得生，所以伤寒门中，亡阳之证最多。即在太阳，已有种种危候，至传少阴，其辨证之际，仲景多少迟徊顾虑，不得从正治之法，清热夺邪，以存阴为先务也。今将直伤阴经之证，与夫汗下太过，元气受伤，从权①用温经之法者，疏为上篇，正治存阴之法，疏为下篇，其温热病之发于少阴者，另自为篇。庶泾渭攸分，根蔓不乱耳。

少阴之为病，脉微细，但欲寐也。

此言少阴之总脉总证也。盖少阴属水主静，即使热邪传至此经，其在先之脉虽滑大，亦必变为微细，在先之证虽烦热不宁，亦必变为昏沉嗜卧，但仍不得安卧为异耳，况夫少阴经自感之寒证耶？但须以先见表证，至五六日后变出脉细沉数，口

---

① 从权：采用权宜变通的办法。

中燥，不得卧者，为热证。始病便脉微细，口中和，但欲卧者，为寒证。以此明辨，万无差误耳。其所以但欲寐者，以卫气行阳则寤，行阴则寐也。

少阴病，始得之反发热脉沉者，麻黄附子细辛汤主之。

脉沉发热，乃少阴兼太阳之表邪，当行表散，非少阴病四五日后阴盛格阳，真阳发露之比。但三阴之表法，与三阳迥异。三阴必以温经之药为表，而少阴尤为紧关，故麻黄与附子合用，使外邪出而真阳不出，才是少阴表法之正也。

少阴病，得之二三日，麻黄附子甘草汤微发汗，以二三日无里证，故微发汗也。

得病才二三日，无吐利，躁烦，呕渴里证，其当从外解无疑。然少阴绝无发汗之法，汗之必至亡阳。惟此一证，其外发热无汗，其内不吐利，躁烦，呕渴，乃可温经散寒，取其微似之汗。此义甚微，在太阳经但有桂枝加附子之法，并无麻黄加附子之方，盖太阳病无脉微、恶寒之证，即不当用附子，及见脉微，恶寒，吐利，躁烦等证，亡阳已在顷刻，又不当用麻黄。即此推之，凡治阴寒暴病而用麻黄者，其杀人不转睫矣。

少阴病，得之一二日，口中和，其背恶寒者，当灸之，附子汤主之。

口中和者，不渴不躁，全无里热可知。况背为督脉统诸阳上行之地，他处不寒，独觉其背恶寒者，则阳微阴盛之机已露一班①，故灸之以火，助阳而消阴，主之以附子汤，温经而散寒也。不知者谓伤寒才一二日，外证且轻，何反张皇若此？讵

① 一班：即"一斑"，比喻事物中的一小部分。班，通"斑"。《楚辞》："纷总总其离合兮，班陆离其上下。"

识仲景正以一二日即显阳虚阴盛之证，早从暴病施治。若待三四日，势必极盛难返，不可救药矣。

按：少阴自感之寒，有始得之反发热脉沉者，有初入太阳不作郁热便入少阴者，二证似不甚相远。若详究病情，大相悬绝。一则阴经独困而太阳不至于失守，故脉虽沉，尚能发热，即延至二三日，热犹在表，而无吐利厥逆里证，可见尚有太阳经外垣可恃①也。一则太阳表气大虚，邪气即得入犯少阴，故得之二三日，尚背恶寒，不发热，此阴阳两亏，较之两感更自不同，两感表里皆属热邪，犹堪发表攻里，此则内外皆属虚寒，无邪热可以攻击，急当温经补阳，温补不足，更灸关元以协助之，其证虽似缓于发热脉沉，而危殆尤甚，若稍延缓，或遇庸工不敢用大热峻补，多致不救也。

少阴病，身体痛，手足寒，骨节痛，脉沉者，附子汤主之。

一身骨节俱痛者，太阳经病也。若手足寒而脉沉，则肾中真阳之虚审矣。可见身体骨节之痛，皆阳虚所致，而与外感不相涉也，故用附子汤以助阳而胜肾寒，斯骨节之痛尽除也。若以其痛为外感之邪，宁不杀人耶？

少阴病，脉沉者，急温之，宜四逆汤。

外邪入少阴，宜与肾气两相搏击，乃脉见沉而不鼓，即《内经》所谓肾气独沉之义，其人阳气衰微可知，故当急温以助其阳也。

少阴病，下利，白通汤主之。

下利无阳证者，纯阴之象，恐阴盛而隔绝其阳，最急之兆也，故于四逆汤中去甘草之缓，而加葱白于姜、附之中，以通其阳而消其阴，遂名其方为"白通"，取葱白通阳之义也。

---

① 外垣可恃：外墙可以依仗。喻此时太阳经犹如屏障，使邪气不致马上侵入少阴经。

少阴病，下利，脉微者，与白通汤，利不止，厥逆无脉，干呕烦者，白通加猪胆汁汤主之。服汤脉暴出者死，微续者生。

与白通汤，反至厥逆无脉，干呕而烦，此非药之不能胜病也，以无向导之力，宜其不入耳，故复加人尿、猪胆汁之阴，以引阳药深入。然服汤后，脉必微续者生，暴出反死，甚哉！虚阳之易出难回也，亦危矣。故上条才见下利，早用白通，图功于未著，真良法也。

少阴病，二三日不已，至四五日，腹痛，小便不利，四肢沉重疼痛，自下利者，此为有水气，其人或咳，或小便利，或下利，或呕者，真武汤主之。

阴寒甚而水泛滥，由阳虚不能摄水，复不能生土以制水，以故腹痛，小便不利，四肢沉重疼痛，自下利，或小便亦利，或咳，或呕，水性泛滥，无所不之，非赖真武坐镇北方之水，宁有底哉？《太阳篇》中，厥逆筋惕肉瞤而亡阳者，用真武汤之法以表明之矣。兹少阴之水湿上逆，仍用真武一法以镇摄之，可见太阳膀胱与少阴肾，一藏一府，同居北方寒水之位，府邪为阳邪，借用麻黄为青龙，藏邪为阴邪，借用附子为真武。得此二汤以涤痰导水，消阴摄阳，其神功妙济，真有不可思议者。

按：真武汤方，本治少阴病水饮内结，所以首推术附，兼茯苓、生姜之运脾渗水为务，此人所易明也。至用芍药之微旨，非圣人不能。盖此证虽曰少阴本病，而实缘水饮内结，所以腹痛，自利，四肢疼重，而小便反不利也。若极虚极寒，则小便必清白无禁矣，安有反不利之理哉？则知其人不但真阳不足，真阴亦已素亏。或阴中伏有阳邪所致，若不用芍药固护其阴，岂能胜附子之雄烈乎？即如附子汤、桂枝加附子汤、芍药甘草附子汤，皆芍药与附子并用，其温经护营之法与保阴回阳不殊。后世用药，能获仲景心法者几人哉？

若咳者，加五味子半升，细辛、干姜各一两。若小便利者，去茯苓。若下利者，去芍药，加干姜二两。若呕者，去附子，加生姜，足前成半斤。

呕加生姜，宜矣，乃水寒上逆为呕，正当用附子者，何以反去之耶？盖真武汤中除去附子外，更无热药，乃为肺胃素有积热留饮，惯呕而去之，又法外之法耳。观后通脉四逆汤，呕者但加生姜，不去附子，岂不甚明？所以暴病之呕，即用真武尚不相当也。

少阴病，下利清谷，里寒外热，手足厥逆，脉微欲绝，身反不恶寒，其人面赤色，或腹痛，或干呕，或咽痛，或利止，脉不出者，通脉四逆汤主之，其脉即出者愈。

下利里寒，种种危殆，其外反热，其面反赤，其身反不恶寒，而手足厥逆，脉微欲绝，明系群阴格阳于外，不能内反也，故于四逆汤中倍用干姜，大温其里以胜外邪，更效白通之法，加葱白以入阴迎阳而复其脉也。前条云脉暴出者死，此条云脉即出者愈，其辨最细。盖暴出则脉已离根，即出则脉已返舍，由是外反发热而不恶寒，真阳尚在躯壳，然必通其脉，而脉即出，始为休征。设脉出艰迟，其阳已随热势外散，又主死矣。

面色赤者，加葱九茎。腹中痛者，去葱，加芍药二两。呕者，加生姜二两。咽痛者，去芍药，加桔梗一两。利止脉不出者，去桔梗，加人参二两。

面色赤者，阳格于上，加葱以通阳气，故名通脉也。腹中痛，真阴不足也，去葱，恶其顺阳，加芍药以收阴也。咽痛，阴气上结也，去芍药，恶其敛阴，加桔梗，以利咽也。利止脉不出，阳气未复，兼阴血未充，故加人参以补其气血，去桔梗者，恶其上载而不四通也。

少阴病，吐利，手足厥冷，烦躁欲死者，吴茱萸汤主之。

此少阴兼厥阴之候也。吐利厥冷而至于烦躁欲死，肾肝之阴气上逆，将成危候，故用吴茱萸以下其逆气，人参、姜、枣以厚其脾土，乃温经而兼温中，则阴气不复上干矣。

少阴病，吐利，躁烦，四逆者死。

上吐下利，因致躁烦，则阴阳扰乱而竭绝可虞，更加四肢逆冷，中州之土先败，上下交征①，中气立断，故主死也。使早用温中之法，宁至此乎？

上条言吐利，手足厥冷，烦躁欲死者，用吴茱萸汤，此吐利、躁烦、四逆，与上条不殊，何彼可治，而此不可治耶？必是已用温中，转加躁烦，故为死耳。

少阴病，饮食入口即吐，心下温温欲吐，复不能吐，始得之。手足寒，脉弦迟者，此胸中实，不可下也，当吐之。若膈上有寒饮干呕者，不可吐也，急温之，宜四逆汤。

饮食入口即吐，犹曰胃中不能纳谷也。若不饮食之时，复欲吐而不能吐，明系阴邪上逆，此等处必加细察。若始得之便手足寒而脉弦迟，即非传经热邪可拟。然阴邪固有是证，而痰饮亦有是脉，设属胸中痰实，当行吐发提之。今见欲吐不吐，洵为阴邪上逆无疑。即使膈上有寒饮干呕，亦属阴邪用事，非寻常祛痰之药可施。设误用吐法，必致转增其剧，计惟急温一法，以助阳胜阴，则寒饮亦得开散，一举而两得之也。

少阴病，欲吐不吐，心烦，但欲寐，五六日自利而渴者，属少阴也，虚故引水自救。若小便色白者，少阴病形悉具。小便白者，以下焦虚有寒，不能制水，故令色白也。

---

① 交征：争斗。

欲吐不吐，心烦，肾气上逆之征也。自利而渴，加以口燥舌干，引水自救，似乎热证之形，然肾热则水道黄赤。若小便色白，又非肾热，乃下焦虚寒，不能制水，仍当从事温法，不可误认为热而轻投寒下也。

自此条而下，凡十余例，皆是传次少阴虚寒坏证，仲景俱不立方者，以其阴阳两伤，血气并竭，多死少生故也。

病人脉阴阳俱紧，反汗出者，亡阳也，此属少阴，法当咽痛而复吐利。

阴阳俱紧，伤寒之脉也。伤寒无汗，反汗出者，无阳以固其外，所以邪不出而汗先出也，少阴之邪不出，则咽痛，吐利，即当用少阴温经散寒之法，不言可知也。

少阴病，脉微，不可发汗，亡阳故也，阳已虚，尺脉弱涩者，复不可下之。

亡阳不可发汗，与上条互发，"亡"与"无"同。无阳则其邪为阴邪，阴邪本宜下，然其人阳已虚，尺脉弱涩者，复不可下，其当急行温法，又可见矣。

厥而脉紧，不可发汗，发汗则声乱，咽嘶，舌萎，声不得前。

少阴之络入肺中，循喉咙，挟舌本，肺为之标，本虚则标弱，故声乱，咽嘶，舌萎，声不得前也。

前四条皆少阴经虚寒坏证也，仲景虽不出方，然犹可治，详"少阴病欲吐不吐"一条，宜真武汤救之。"病人脉阴阳俱紧"一条，宜附子汤加桔梗、赤石脂。"少阴病脉微不可发汗"一条，宜白通加人尿、猪胆汁。此条厥而脉紧，则当用四逆汤温之，反误发汗，致声乱，咽嘶，舌萎，不可救矣。

少阴病，脉微细沉，但欲卧，汗出不烦，自欲吐，至五六

日自利，复烦躁，不得卧寐者死。

脉微细沉，欲卧，少阴之本证也。汗出不烦，则阳证悉罢，而当顾虑其阴矣。乃于中间带欲吐一证，欲吐明系阴邪上逆，正当急温之时，失此不图，至五六日自利有加，复烦躁，不得卧寐，非外邪至此转增，正少阴肾中之真阳扰乱，顷刻奔散，即温之亦无及矣，况始先不烦，今更烦躁，始先欲寐，今更不得卧寐，所存一线之阳，扰乱若此，可复收乎？

少阴病，恶寒，身蜷而利，手足逆冷者不治。

阴盛无阳，即用四逆等法，回阳气于无何有之乡，其不能回者多矣，故曰不治。

少阴病，四逆恶寒而身蜷，脉不至，不烦而躁者死。

脉不至，阳已先绝，不烦而躁，孤阴顷刻自尽矣。

少阴病，下利止而头眩，时时自冒者死。

下利既止，其人似可得生，乃头眩时时自冒者，复为死候。盖人身阴阳相为依附者也，阴亡于下，则诸阳之上聚于头者，纷然而动，所以头眩，时时自冒，阳脱于上而主死也。可见阳回利止则生，阴尽利止则死矣。

少阴病，六七日，息高者死。

诸阳主气，息高则真阳上逆于胸中，本实先拨，而不能复归于气海，故主死也。"六七日"三字，辨证最细，少阴病喘而息高，至六七日，真气上脱殆尽，不死何待？与太阳病二三日作喘之表证迥殊也，况少阴肾气上乘于肺之喘，脉必虚微无力。若太阳邪气上壅于肺之喘，脉必浮紧有力，自是不侔①耳。

少阴病，下利，脉微涩，呕而汗出，必数更衣，反少者，

---

① 侔（móu 谋）：齐等。

当温其上，灸之。

下利而脉见阳微阴涩，为真阴真阳两伤之候。呕者，阴邪上逆也。汗出者，阳虚不能外固，阴弱不能内守也。数更衣反少者，阳虚则气下坠，阴弱则勤努责①也。是证阳虚本当用温，然阴弱复不宜于温，一药之中，既欲救阳，又欲护阴，漫难区别，故于顶上之百会穴灸之，以温其上而升其阳，庶阳不致下陷以逼迫其阴，然后阴得安静不扰，而下利自止耳。此证设用药以温其下，必逼迫转加，下利不止而阴立亡，故不用温药，但用灸法，有如此之回护也。

少阴病，吐利，手足不逆冷，反发热者，不死。脉不至者，灸少阴七壮。

少阴病，手足不逆冷而反发热，似乎阴尽复阳之兆，但吐利未止而脉不至，又似真阳发外，故于少阴本穴用灸法以引其阳内返，斯脉至而吐利亦得自止耳。

前条背恶寒之证，灸后用附子汤者，阴寒内凝，定非一灸所能胜，此条手足反热，止是阴内阳外，故灸本经以招之内入，不必更用温药也。

已上少阴虚寒证。

少阴病，恶寒而蜷，时时自烦，欲去衣被者，可治。

自烦欲去衣被，真阳扰乱不宁，尚未至出亡在外，故可用温法。然必微烦即止，神气不乱，手足渐温，脉来沉微不绝，方为可治。设见躁逆闷乱，扰攘不宁，手足厥冷，脉反躁急，或散大无伦，皆死证也。

少阴病，下利，若利自止，恶寒而蜷卧，手足温者，可治。

① 努责：形容虽努力排便，却排不出大便的现象。

恶寒蜷卧，证本虚寒，利止，手足温，则阳气渐复，其阴寒亦易散，故可用温，以助其阳之复也。

少阴病，脉紧，至七八日自下利，脉暴微，手足反温，脉紧反去者，为欲解也，虽烦下利，必自愈。

少阴病，脉本紧，至七八日自利，则阴寒得以下走，故脉反和，而手足温暖，阳气将复也，虽烦而利，必自愈。

三条互见，此则邪解阳回，可勿药自愈之证，即"紧去人安"之互辞也。

少阴中风，脉阳微阴浮者，为欲愈。

风邪传入少阴，仍见阳浮阴弱之脉，则其势方炽，必阳脉反微，阴脉反浮，乃为欲愈。盖阳微则外邪不复内入，阴浮则内邪尽从外出，故欲愈也。

少阴负趺阳者，为顺也。

少阴，水也，趺阳，土也，诸病恶土克水，而伤寒少阴见证，惟恐土不能制水，其水反得以泛滥，则呕吐下利，无所不至，究令中州土败，而真阳外越，神丹莫救矣。此脉法中消息病情之奥旨也。

已上少阴回阳证。

少阴病欲解时，从子至寅上。

各经皆解于所王之时，而少阴独解于阳生之时，阳进则阴退，阳长则阴消，正所谓阴得阳则解也。即是推之，而少阴所重在真阳，可不识乎？

上条少阴经自解候。

少阴下篇

少阴病，脉细沉数，病为在里，不可发汗。

沉细中加之以数，正邪热入里之征，邪热入里，即不可发汗，发汗则动其经，而有夺血亡阳之变，故示戒也。

少阴病，四逆，其人或咳或悸，或小便不利，或腹中痛，或泄利下重者，四逆散主之。

四肢为诸阳之本，阳邪传至少阴，陷入于里而不能交通阳分，乃至四逆下利，其中土之阳气亦伤，所以亟用柴胡升陷内之阳邪，枳实破内滞之结热，甘草助脾胃之阳运，芍药收失位之阴津，允为和解少阴阴阳否膈①之定法，慎不可以其阳热内结，而用下法也。盖伤寒以阳为主，四逆有阴进之象，若复用苦寒攻之，则阳益亏，所以有"诸四逆者不可下之"之戒。

咳者，加五味子、干姜各五分，并主下利。悸者，加桂枝五分。小便不利者，加茯苓五分。腹中痛者，加附子一枚，炮令折。泄利下重者，先以水五升，煮薤白三升，煮取三升，去滓，以散三方寸匕，内汤中，煮取一升半，分，温再服。

此证虽属少阴，而实脾胃不和，故尔清阳之气不能通于四末，是用四逆散清理脾胃，而散阴分之热滞，乃正治也。至于腹中痛者加附子，于此不能无疑。盖阳邪内陷之腹痛，只宜小建中和之，而此竟用附子者，以其证虽属阳邪，必其人内有沉寒结滞不散，更兼形体素丰，可受阳药，方可加热药于清理脾胃剂中，仍是用和之法，而非温经助阳之义，观下文即云泄利下重者加薤白，则知热滞虽得下利，究竟不能速通，所以急行

---

① 否膈（pǐgé 匹格）：即"痞满"。

涤垢为务，即咳加五味子、干姜，总是从治之法，慎勿以其用热治热而致惑也。

少阴病，咳而下利，谵语者，被火气劫故也，小便必难，以强责少阴汗也。

少阴之脉，从足入腹，上循喉咙，萦绕舌本，故多咽痛之证。其支别出肺，故间有咳证。今以火气强迫其汗，则热邪挟火力上攻必为咳，以肺金恶火故也。下攻必为利，以火势逼迫而走空窍故也。内攻必谵语，以火势燔灼而乱神识故也。小便必难者，见三证皆妨小便，盖肺为火热所伤，则膀胱气化不行。大肠奔迫无度，则水谷并趋一路。心包燔灼不已，则小肠枯涸必至耳，少阴可强责其汗乎？

少阴病，但厥无汗，而强发之，必动其血，未知从何道出，或从口鼻，或从目出，是名下厥上竭，为难治。

强责少阴汗而动其血，势必逆行而上出阳窍，以发汗皆阳药故也。或口鼻，或耳目，较之从阴窍出者则倍危矣。下厥者，少阴居中，不得汗而热深也。上竭者，少阴之血尽从上而越竭矣。少阴本少血，且从上逆，故为难治。然则热在膀胱，必便血者，岂非以多血且从便出为顺乎？

少阴病，咽中痛，半夏散及汤主之。

少阴病，咽中伤，生疮，不能言语，声不出者，苦酒汤主之。

太阳之热邪薄于少阴，则阴火挟痰攻咽，所以作痛，当用半夏以涤饮，兼桂枝以散邪，甘草以缓急也。若剧者，则咽伤生疮，音声不出，为阴邪上结，复与寒下不宜，故用半夏以开结，鸡子以润咽，更借苦酒消肿敛疮，以胜阴热也。胜阴热者，正所以存阴也，饮散则热解，即《内经》流湿润燥之意，与厥阴喉痹麻黄升麻汤证例同。

少阴病，二三日至四五日，腹痛，小便不利，下利不止，便脓血者，桃花汤主之。

腹痛，小便不利，少阴热邪也，而下利不止，便脓血，则下焦滑脱矣，滑脱即不可用寒药，故取干姜、石脂之辛涩以散邪固脱，而加粳米之甘以益中虚。盖治下必先固中，中气不下坠，则滑脱无源而自止，此从治之法也。成注及《内台方》①谓其用干姜而曰里寒，谬矣。

少阴病，下利，便脓血者，桃花汤主之。少阴病，便脓血者可刺。

先下利而后便脓血，则用桃花汤。若不下利而但便脓血，则可刺经穴以散其热。今不用刺法，当从事白头翁汤。设更兼咽干，心烦不得卧，又须黄连阿胶汤为合法耳。

少阴病，自利清水，色纯青，心下必痛，口干燥者，急下之，宜大承气汤。

热邪传入少阴，逼迫津水，注为自利，质清而无滓秽相杂，色青而无黄赤相间，可见阳邪暴虐之极，反与阴邪无异。但阳邪传自上焦，其人心下必痛，口必干燥。设系阴邪，则心下满而不痛，口中和而不渴，必无此枯槁之象，故宜急下以救其阴也。

已上少阴传经热证。

少阴病，六七日，腹胀，不大便者，急下之，宜大承气汤。

少阴之症，自利者最多，虚寒则下利清谷，滑脱则下利脓血，故多用温药。传经阳邪内结，则自利纯清水，温热病则自

---

① 内台方：即《金镜内台方议》。书名，十二卷。明代许宏撰。

利烦渴，并宜下夺清热。此以六七日不大便而腹胀，可见邪热转归阳明而为胃实之证，所以宜急卜也。然六七日腹胀，不大便，何得目之少阴？必在先曾见咽痛，自利，烦渴，至五六日后而变腹胀，不大便。是虽邪转入府，而胃土过实，肾水不足以上供，有立尽之势，不得不急攻以救肾水也。

上条少阴热邪转入阳明府证。

少阴病，八九日，一身手足尽热者，以热在膀胱，必便血也。

少阴病，难于得热，热则阴尽复阳，故上篇谓手足不逆冷，反发热者不死。然病至八九日，阴邪内解之时，反一身手足尽热，则少阴必无此证，当是藏邪转府，肾移热于膀胱之候。以膀胱主表，故一身及手足尽热也。膀胱之血为少阴之热所逼，其趋必出二阴之窍，以阴主降故也。宜当归四逆和营透表，兼疏利膀胱为合法也。

上条少阴热邪转膀胱府证。

厥阴篇

《厥阴篇》中次第不一，有纯阳无阴之证，有纯阴无阳之证，有阴阳差多差少之证，有阳进欲愈之证，有阴进未愈之证。大率阳脉阳证，当从三阳经治法。阴脉阴证，合用少阴经治法。厥阴见阳为易愈，见阴为难愈，其阴阳错杂不分，有必先温其里，后解其表。设见咽喉不利，咳唾脓血，则温法不可用，仍当先解其表矣。世医遇厥阴诸证，如涉大洋，茫无边际，是以动手即错耳。兹以类相聚，分为五截，庶学者易于入室也。

厥阴之为病，消渴，气上撞心，心中疼热，饥而不欲食，食则吐蚘，下之利不止。蚘、蛔同。

消渴者，饮水多而小便少也。厥阴邪热盛，则肾水为之消，故消而且渴，其渴不为水止也。气上撞心，心中疼热者，肝火上乘，肝气通于心也。饥不欲食者，木邪横肆，胃土受制也。食则吐蛔者，胃中饥，蛔臭食①则出也。下之利不止者，邪在厥阴，下之徒伤阳明，木益乘其所胜，是以食则吐蛔，下之利不止耳。

按：厥阴原无下法，故首先示戒云"下之利不止"。盖厥多主下利，下利中伏有死证，中间虽有小承气一法，因胃有燥屎，微攻其胃，非攻厥阴之邪也。厥阴与少阳表里，邪在少阳已有三禁，岂厥阴反宜下乎？虽有"厥应下之"一语，乃对发汗而言，谓厥应内解其热，不当外发其汗，岂可泥"应下"二字，遂犯厥阴之大戒耶？今人每谓伤寒六七日当下，此特指阳邪入府而言，未尝言邪传厥阴可下也。

---

① 臭（xiù 秀）：同"嗅"。用鼻子辨别气味。

张卿子曰：尝见厥阴消渴数症，舌尽红赤，厥冷，脉微，渴甚，服白虎、黄连等汤皆不救。盖厥阴消渴皆是寒热错杂之邪，非纯阳亢热之证，岂白虎、黄连等药所能治乎？

伤寒，脉微而厥，至七八日肤冷，其人躁，无暂安时者，此为藏厥，非蛔厥也，蛔厥者，其人当吐蛔，今病者静而复时烦，此为胃寒，蛔上入膈，故烦。须臾复止，得食而呕又烦者，蛔闻食臭出，其人当自吐蛔。蛔厥者，乌梅丸主之，又主久利。

藏厥者，其人阳气素虚，肾藏之真阳衰极。蛔厥者，始本阳邪，因发汗吐下太过，或寒饮蓄积胃中，寒热交错，蛔不能安而上膈也。脉微而厥，则阳气衰微可知，然未定其藏厥、蛔厥也。惟肤冷而躁无暂安时，加以趺阳脉不出，乃为藏厥。藏厥用附子理中汤及灸法，其厥不回者死。若是蛔厥，则时烦时止，未为死候，但因此而驯至①胃中无阳，则死也。乌梅丸中酸苦辛温互用，以治阴阳错乱之邪，胃中之寒热和而蛔自安矣。厥阴多主下利厥逆，所以久利而变脓血，亦不出此主治也。

病人有寒，复发汗，胃中冷，必吐蛔。

病人素有寒饮，复发其汗，则大损胸中阳气，胃中寒饮愈逆，致蛔不安而上出也。后人以理中丸加乌梅治之，仍不出仲景之成则耳。

伤寒本自寒下，医复吐下之，寒格更逆吐下。若食入口即吐，干姜黄连黄芩人参汤主之。

伤寒本自寒下，其人下虚也，医复吐下之，损其胸中阳气，内为格拒，则阴阳不通，食入即吐也。寒格更逆吐下，言医不知，又复吐下，是为重虚，故用干姜散逆气而调其阳，辛以散

---

① 驯至：逐渐达到。

之也。芩、连通寒格而调其阴，苦以泄之也。人参益胃气而调其中，甘以缓之也。

伤寒四五日，腹中痛，若转气下趋少腹者，此欲自利也。

腹痛多属虚寒，与实满不同，若更转气下趋少腹，必因痛而致下利，明眼见此，自当图功于未著也。

按：腹痛亦有属火者，其痛必自下逆攻而上，若痛自上而下趋者，定属寒痛无疑。

下利，脉沉而迟，其人面少赤，身有微热，下利清谷者，必郁冒汗出而解，病人必微厥，所以然者，其面戴阳，下虚故也。

太阳阳明并病，面色缘缘①正赤者，为阳气怫郁，宜解其表。此下利，脉沉迟，而面见少赤，身见微热，乃阴寒格阳于外，则身微热，格阳于上则面少赤。仲景以为下虚者，谓下无其阳而反在外在上，故云虚也。虚阳至于外越上出，危候已彰，或其人阳尚有根，或服温药以胜阴助阳，阳得复返而与阴争，差可②恃以无恐。盖阳返虽阴不能格，然阴尚盛，亦未肯降，必郁冒少顷，然后阳胜而阴出为汗，邪从外解，自不下利矣。

下利清谷，里寒外热，汗出而厥者，通脉四逆汤主之。

上条辨证，此条用药，两相互发，然不但此也，少阴病下利清谷，面色赤者，已用其法矣，要知通之正所以收之也，不然，岂有汗出而反加葱之理哉？

下利，腹胀满，身体疼痛者，先温其里，乃攻其表，温里四逆汤，攻表桂枝汤。

此与《太阳篇》中下利身疼，先里后表之法无异，彼因误

① 缘缘：接连不断。
② 差可：大致可以。

下而致下利，此因下利而致腹胀，总之温里为急也。身疼痛，有里有表，必清便已调，其痛仍不减，方属于表，太阳条中已悉，故此不赘。

下利清谷，不可攻表，汗出必胀满。

此条重举下利清谷不可攻表以示戒，正互明上条所以必先温里然后攻表之义，见误表其汗，则阳出而阴气弥塞胸腹，必致胀满而酿变耳，合用厚朴生姜半夏甘草人参汤以温胃消胀为务也。

干呕，吐涎沫，头痛者，吴茱萸汤主之。

凡用吴茱萸汤有三证，一为阳明食谷欲呕，一为少阴吐利，手足厥冷，烦燥欲死。此则干呕，吐涎沫，头痛。经络证候各殊，而治则一者，总之下焦浊阴之气，上乘于胸中清阳之界，真气反郁在下，不得安其本位，有时欲上不能，但冲动浊气，所以干呕吐涎沫也。头痛者，厥阴之经与督脉会于巅也。食谷欲呕者，浊气在上也。吐利者，清气在下也。手足厥冷者，阴寒内盛也。烦燥欲死者，虚阳扰乱也，故主吴茱萸汤，以茱萸专主开豁胸中逆气，兼人参、姜、枣以助胃中之清阳，共襄①袪浊之功，由是清阳得以上升，而浊阴自必下降矣。

呕而脉弱，小便复利，身有微热，见厥者难治，四逆汤主之。

呕与微热，似有表也，脉弱则表邪必不盛，小便利则里邪必不盛，可见其呕为阴邪上干之呕，热为阳邪外散之热。见厥则阳遭阴掩，其势骎②危，故为难治，非用四逆汤莫可救也。

---

① 襄：帮助；辅佐。

② 骎（qīn 亲）：逐渐。

已上阴进未愈证。

大汗出，热不去，内拘急，四肢疼，又下利厥逆而恶寒者，四逆汤主之。

大汗出而热反不去，正恐阳气越出。若内拘急，四肢疼，更加下利，厥逆恶寒，则在里先是阴寒，急用四逆汤以回其阳，而阴邪自散耳。

大汗，若大下利而厥冷者，四逆汤主之。

此证较上条无外热相错，其为阴寒易明。然既云大汗、大下利，则阴津亦亡，但此际不得不以救阳为急，俟阳回尚可徐救其阴，所以不当牵制也。

伤寒，六七日不利，便发热而利，其人汗出不止者死，有阴无阳故也。

六七日不利，忽发热而利，浑是内阴外阳之象。盖发热而利，里虚而外邪内入也，故曰有阴。汗出不止，表虚而内阳外出也，故曰无阳。此中伏有危机，所以仲景早为回护，用温用灸以安其阳。若俟汗出不止乃始图之，则无及矣。可见邪乱厥阴，其死生全关乎少阴也。不然，厥阴之热深厥深，何反谓之有阴无阳哉？

吐利汗出，发热恶寒，四肢拘急，手足厥冷者，四逆汤主之。

吐利汗出，发热恶寒者，阳气外脱也。四肢拘急，手足厥冷者，亡阳不能温养经脉也，故主四逆汤以温之。

既吐且利，小便复利而大汗出，下利清谷，内寒外热，脉微欲绝者，四逆汤主之。

吐利不止，而且下利清谷，加之小便复利，津液四脱，里之虚寒极矣，况外热而汗大出，为阳复外脱，脉微欲绝者，阳气衰微可知，急宜四逆汤复阳为要也。设四逆不足以杀其势，其用通脉四逆具见言外矣。

吐已下断，汗出而厥，四肢拘急不解，脉微欲绝者，通脉四逆加猪胆汁汤主之。

吐已下止，当渐向安，不得复有汗出而厥，四肢拘急也。今脉微欲绝者，则其吐下已断，又为真阳垂绝矣，急宜通脉四逆追复元阳，更加猪胆为阴向导也。

恶寒，脉微而复利，利止亡血也，四逆加人参汤主之。

亡血本不宜用姜、附以损阴，阳虚又不当用归、芍以助阴，此以利后恶寒不止，阳气下脱已甚，故用四逆以复阳为急也。其所以加人参者，不特护持津液，兼阳药得之愈加得力耳。设误用阴药，必致腹满不食，或重加泄利呕逆，转成下脱矣。

伤寒五六日，不结胸，腹濡，脉虚复厥者，不可下，此为亡血，下之死。

伤寒五六日，邪入厥阴，其热深矣。乃阳邪不上结于胸，阴邪不下结于腹，其脉虚而复厥，乃非热深当下之比，以其亡血伤津，大便枯涩，恐人误认五六日热入阳明之燥结，故有不可下之之戒。盖脉虚腹濡，知内外无热，厥则阴气用事，即当同上条亡血例治。设其人阴血更亏于阳，或阴中稍挟阳邪，不能胜辛热者，又属当归四逆证矣。

病者手足厥冷，言我不结胸，小腹满，按之痛者，此冷结在膀胱关元也。

阳邪必结于阳，阴邪必结于阴，故手足厥冷，小腹满，按之痛者，邪不上结于胸，其非阳邪可知，其为阴邪下结可知，则其当用温用灸更可知矣。

伤寒六七日，脉微，手足厥冷，烦燥，灸厥阴，厥不还者死。

脉微而厥，更加烦燥，则是阳微阴盛，灸毛际以通其阳，而阳不回则死。灸所以通阳也，厥不还，则阳不回可知矣。

下利，手足厥冷无脉者，灸之不温。若脉不还，反微喘者死。

灸之不温，脉不还，已为死证，然或根柢①未绝，亦未可知。设阳气随阴火上逆，胸有微喘，则孤阳上脱而必死矣，与少阴病六七日息高者死正同。

下利后脉绝，手足厥冷，晬时②脉还，手足温者生，脉不还者死。

脉绝不惟无阳，而阴亦无矣。阳气破散，岂有阴气不消亡者乎？晬时脉还，乃脉之伏者复出耳。仲景用灸法，正所以通阳气，而观其脉之绝与伏耳，故其方即名通脉四逆汤。服后利止脉出，则加人参以补其亡血。若服药晬时脉仍不出，是药已不应，其为脉绝可知。

伤寒发热，下利厥逆，躁不得卧者死。

躁不得卧，肾中阳气越绝之象也。大抵下利而手中厥冷者，皆为危候，以四肢为诸阳之本故也。加以发热，躁不得卧，不但虚阳发露，而真阴亦已烁尽无余矣，安得不死乎？

伤寒发热，下利至甚，厥不止者死。

厥证但发热则不死，以发热则邪出于表，而里证自除，下利自止也。若反下利厥逆，烦躁有加，则其发热又为真阳外散之候。阴阳两绝，故主死也。

---

① 根柢：基础；根本。同德堂本作"根柢"。义胜。
② 晬（zuì 最）时：一整天。

发热而厥七日，下利者为难治。

厥利而热，不两存之势也。发热而厥七日，是热者自热，厥利者自厥利，阴阳两造其偏，漫无相协之期，故虽未见烦躁，已为难治。盖治其热则愈厥愈利，治其厥利则愈热，不至阴阳两绝不止耳。

伤寒脉迟，六七日，而反与黄芩汤彻其热。脉迟为寒，今与黄芩汤复除其热，腹中应冷，当不能食，今反能食，此名除中，必死。

脉迟为寒，寒则胃中之阳气已薄，不可更用寒药矣。腹中即胃中，今胃冷而反能食，则是胃气发露无余，其阳亦必渐去，不能久存，故为必死。较后条之食以索饼①不发热者，自是天渊。

已上纯阴无阳证。

下利脉大者，虚也，以其强下之故也。设脉浮革，因尔肠鸣者，属当归四逆汤主之。

下利脉大，为虚阳下陷。设脉浮革，为风邪乘虚袭肝。风邪结聚，则水饮停留，因尔肠鸣者，宜当归四逆以散风利水也。

手足厥寒，脉细欲绝者，当归四逆汤主之。若其人内有久寒者，宜当归四逆加吴茱萸生姜汤主之。

手足厥寒，脉细欲绝，似乎阴寒之极，盖缘阳邪流入厥阴营分，以本虚不能作热，故脉细欲绝也。此为阴郁阳邪，所以仲景处方仍用桂枝汤和其中外，加当归以和厥阴之营血，通草以通太阳之本，细辛以净少阴之源，使阳邪得从外解，本非治阴寒四逆之药也。盖脉细欲绝，为阴气衰于内，不能鼓动其脉，

---

① 索饼：即面条。

而肌表之阳亦虚，非真阳内亏之比，故药中宜归、芍以济阴，不宜姜、附以劫其阴。即其人素有久寒者，但增吴茱萸、生姜，由是观之，则干姜、附子宁不在所禁乎？久寒者，陈久之寒，非时下直中之寒也明矣。

前条下利脉大，亦用此汤者，以下多伤阴，阴伤则阳不归附，故脉虽浮大，而证仍属血虚也。

伤寒脉促，手足厥逆者，可灸之。

手足厥逆，本当用四逆汤，以其脉促，知为阳气内陷而非阳虚，故但用灸以通其阳，不可用温经药以助阳也。

诸四逆厥者，不可下之，虚家亦然。凡厥者，阴阳气不相顺接便为厥，厥者手足逆冷是也。

厥有寒热之异，治虽霄壤，而不可下则一，总由脾胃之阴阳不相顺接，所以不能温顺四末耳。

伤寒，热少厥微，指头寒，默默不欲食，烦躁数日，小便利，色白者，此热除也，欲得食，其病为愈。若厥而呕，胸胁烦满者，其后必便血。

热少厥微，指头微寒，其候原不为重，然默默不欲食，烦躁数日，胃中津液伤而困矣。若小便利，色白，则邪热暗除，胃气渐复，故欲得食。若厥而呕，胸胁满不去，则邪聚中焦，故呕而烦满，其后阴邪必走下窍而便血，以厥阴主血故也。

下利，寸脉反浮数，尺中自涩者，必清脓血。

下利为阴邪，浮数为阳脉，若阴尽复阳，则尺脉自和，今尺中自涩，乃热邪搏结于阴分，虽寸口得阳脉，究竟阴邪必走下窍而便脓血也。

此条与上条厥呕胸胁烦满者，虽有轻重之殊，而治法不异，并宜白头翁汤。脓血止，芍药甘草汤。

伤寒，发热四日，厥反三日，复热四日，厥少热多，其病当愈。四日至七日热不除者，其后必便脓血。伤寒厥四日，热反三日，复厥五日，其病为进，寒多热少，阳气退，故为进也。

太阳以恶寒发热为病进，恐其邪气传里也。厥阴以厥少热多为病退，喜其阴尽复阳也。然热气有余，又为内外痈脓便血之兆矣。

伤寒始发热六日，厥反九日而利。凡厥利者，当不能食，今反能食者，恐为除中，食以索饼，不发热者，知胃气尚在，必愈。恐暴热来，出而复去也。后三日脉之，其热续在者，期之旦日夜半愈。所以然者，本发热六日，厥反九日，复发热三日，并前六日，亦为九日，与厥相应，故期之旦日夜半愈。后三日脉之而脉数，其热不罢者，此为热气有余，必发痈脓也。

少阴经中，内藏真阳，最患四逆，故云吐利，手足不逆冷，反发热者不死. 厥阴经中，内无真阳，不患其厥，但患不能发热，与夫热少厥多耳。然厥证多兼下利，其阳热变为阴寒者，十常六七也。论中恐暴热来，出而复去，后三日脉之，其热尚在，形容厥证重热之脉证如睹，然得热与厥相应，尤无后患。若热气有余，病势虽退，其后必发痈脓，以厥阴主血，热与血久持不散，必致壅败也。

伤寒，厥而心下悸者，宜先治水，当与茯苓甘草汤，却治其厥。不尔，水渍入胃，必作利也。

伤寒，厥而心下悸，以邪热内深，饮水过多，水气乘心所致也。水者，心火所畏，故乘之则动悸不宁，饮之为患，甚于他邪，所以乘其未渍入胃，先用茯苓甘草汤以清下利之源，后乃治厥，庶不致厥与利相因耳。

下利后更烦，按之心下濡者，为虚烦也，宜栀子豉汤。

已下利而更烦，似乎邪未尽解，然必心下濡而不满，则为虚烦，与阳明误下胃虚膈热之证颇同，故俱用涌法也。

伤寒六七日，大下后，寸脉沉而迟，手足厥逆，下部脉不至，咽喉不利，唾脓血，泄利不止者，为难治，麻黄升麻汤主之。

此表里错杂之邪，虽为难治，非死证也。大下后寸脉沉而迟，明是阳邪陷阴之故，非阳气衰微可拟。手足厥逆者，胃气不布也。下部脉不至者，因泄利不止而阴津下脱也。咽喉不利，唾脓血者，阳邪搏阴上逆也。所以仲景特于阴中提出其阳，得汗出而错杂之邪尽解也。

或问：伤寒三阳证宜汗，而厥阴证中有麻黄升麻汤之例，其故何也？详此证之始，原系冬温，以其有咽痛下利，故误认伤寒里证而下之，致泄利不止，脉变沉迟，证变厥逆，皆热邪内陷，种种危殆，赖真阴未漓，犹能驱邪外行，而见咽喉不利，唾脓血，明系热邪返出，游溢少阴经脉之候，亦为木槁土燔、凌烁肺金之候。方中用麻黄、升麻，所以升陷内之热邪。桂枝、芍药、甘草、当归调其营卫，缘太阳少阴之邪既以并归厥阴，故于桂枝汤三味中必加当归，以和阴血。萎蕤、天冬下通肾气，以滋上源，且萎蕤为治风温咽痛热咳之专药，本文虽不曰咳，而云咽喉不利，唾脓血，可知其必然大咳而脓血始应也。黄芩、芍药、甘草治邪并于内之自利，知母、石膏、甘草治热伏少阴之厥逆，其邪既伏于少阴，非知母则郁热不除，且热必由阳明而解，非石膏则腠理不开。其所以用干姜、白术、茯苓者，以其既经大下，非此不能保护中州耳。朱奉议以此汤裁去升、知、冬、芍、姜、术、桂、苓，加入葛根、羌活、川芎、杏仁、白薇、青木香，以治风温，总不出此范围也。

伤寒先厥，后发热而利者，必自止，见厥复利。

伤寒先厥后发热而利，言伤寒表证罢，先见厥利而后发热，非阴证始病便见厥利也。先厥后发热而利必自止，乃厥阴之常候，下文见厥复利，乃预为防变之辞。设厥利止而热不已，反见咽痛喉痹，或便脓血，又为阳热有余之证矣。

已上阴阳错杂证。

伤寒先厥后发热，下利必自止，而反汗出，咽中痛者，其喉为痹，发热无汗，而利必自止。若不止，必便脓血，便脓血者，其喉不痹。

先厥后热，下利止，其病为欲愈矣，乃反汗出，咽中痛，是邪热挟痰湿上攻而为喉痹也。然既发热，即无汗而邪亦外出，所以利必自止。若不止，则无汗明系邪不外出，仍在于里，必至便脓血也。便脓血者，其喉不痹，见热邪在里即不复在表，在下即不复在上也。喉痹者，桔梗汤。便脓血者，白头翁汤。

伤寒一二日，至四五日而厥者，必发热，前热者，后必厥，厥深者，热亦深，厥微者，热亦微，厥应下之，而反发汗者，必口伤烂赤。

伤寒初起一二日间，所见皆恶寒发热之阳证，至四五日传进阴经而始厥也。

前云"诸四逆厥者不可下"矣，此云"应下之"，其辨甚微。盖先四逆与先发热而后厥者，其来迥异，故彼云"不可下"，此云"应下之"者，以其热深厥深，当用苦寒之药清解其在里之热，庶有生理①，小陷胸汤合小承气可也。即下利谵

---

① 生理：生存的道理。

语，但用小承气汤止耳，从未闻有峻下之法也。若不用苦寒，反用辛甘发汗，宁不引热势上攻乎？口伤烂赤，与喉痹互意。

呕家有痈脓者，不可治呕，脓尽自愈。

呕有胃中虚寒而呕，有肝气逆上而呕，皆当辛温治其逆气，此则热聚于胃，结成痈脓而呕，即《内经》所谓"热聚于胃口不行，胃脘为痈"之候。恐人误用辛热止呕之药，所以特申不可治呕，但俟脓尽自愈，言热邪既有出路，不必用药以伐其胃气也。

伤寒下利，日十余行，脉反实者死。

伤寒在三阳邪热全盛之时，其脉当实，今传次厥阴，为邪气向衰之际，况复下利日十余行，而反见实脉，是正衰邪盛，故主死也。

热利下重者，白头翁汤主之。

热利而至下重，湿热交并之象也。

下利欲饮水者，以有热故也，白头翁汤主之。

下利欲饮水者，与藏寒利而不渴自殊，乃热邪内耗津液，纵未显下重之候，亦当以前药胜其热也。

已上纯阳无阴证。

伤寒病厥五日，热亦五日。设六日当复厥，不厥者自愈，厥终不过五日，以热五日，故知自愈。

此云厥终不过五日，言厥之常。前云厥反九日而利，言厥之变。盖常则易治，变则难复也。

下利，脉沉弦者，下重也，脉大者为未止，脉微弱数者为欲自止，虽发热不死。

下利而脉沉弦，为邪热内陷，故主后重。若沉弦而大，为邪热势盛，故未易止。若沉而微弱数者，为邪热向衰，故虽发热不死。设见脉大身热，其死可知矣。

《内经》云下利发热者死，仲景谓下利手足反温，脉紧反去，必自愈，又曰下利手足不逆冷，反发热者不死。此皆言阴寒下利，非滞下积热内奔，热邪外泄，内外俱剧之比。

下利，有微热而渴，脉弱者，令自愈。下利，脉数而渴者，令自愈。设不差，必清脓血，以有热故也。下利脉数，有微热汗出，令自愈，设复紧为未解。

脉弱乃阴退阳复，在表作微热，在里作微渴。微热而渴，证已转阳，故不治自愈。下利本阳虚阴盛，得至脉数而渴，是始焉阴盛，今则阳复矣，故自愈也。设不愈，则不但阳复，必其阳转胜于阴，而圊脓血也。脉数与微热互意，汗出与脉弱互意，脉紧则不弱矣。邪势方张，其不能得汗又可知矣。此与阳明脉紧则愈，少阴脉紧反去互发，阳明邪气尚盛，故喜紧恶迟，少阴、厥阴邪气向衰，故喜弱恶紧，总不出紧去人安之妙义也。

厥阴病，渴欲饮水者，少少与之愈。

阳气将复，故欲饮水，然须少少与之，是谓以法救之。盖阴邪方欲解散，阳气尚未归复，若恣饮不散，反致停畜酿祸耳。

渴欲饮水，与下利后饮水者不同，此则热邪尽解，但津液受伤而渴，彼则热邪在里煎迫津液而渴，未可一例而推也。

厥阴中风，脉微浮为欲愈，不浮为未愈。

按：仲景三阴皆有中风，然但言欲愈之脉，而未及于证治者，以风为阳邪，阴经之中，得风气流动，反为欲愈之机。盖厥阴之脉，微缓不浮，中风病传厥阴，脉转微浮，则邪还于表，而为欲愈之征也。

已上阳进欲愈证。

下利谵语者，有燥屎也，宜小承气汤。

下利则热不结，胃不实，何得谵语耶？此必邪返于胃，内有燥屎，故虽下利，而结者自若也，与阳明证谵语，胃中有燥屎正同。乃不用大承气，而用小承气者，以下利肠虚，兼之厥阴主里，所以但用小承气微攻其胃，全无大下之例耳。

上条厥阴转归阳明府证。

呕而发热者，小柴胡汤主之。

厥阴之邪欲散，则逆上而还少阳，必发热而呕，以肝胆藏府相连，故用小柴胡以升提厥阴之邪，从少阳而散也。

上条厥阴转出少阳经证。

下利后，身疼痛，清便自调者，急当救表，宜桂枝汤发汗。

厥阴病自利止后，圊便自调，知里寒已退，但身痛者，邪气已还于表，故用桂枝以和营卫而愈也。

上条厥阴回阳热从外解证。

厥阴病欲解时，从丑至卯上。

上条厥阴经证自解候。

卷　下

藏结结胸痞篇

问曰：病有结胸，有藏结，其状何如？答曰：按之痛，寸脉浮，关脉沉，名曰结胸也。何谓藏结？答曰：如结胸状，饮食如故，时时下利，寸脉浮，关脉小细沉紧，名曰藏结。舌上白苔滑者难治。

结胸者，阳邪结于阳也。藏结者，阴邪结于阴也。然胸位高，藏位卑，其脉之寸浮关沉，两俱无异。但藏结之关脉更加小细而紧者，以关脉居上下二焦之界，外邪由此下结，积气由此上干，实往来之要冲，所以病在下而脉反困于中也。若见舌白苔滑，则外邪固结于里，其势最重，以表里两解之法俱不可用，故为难治。其不出方者，正欲人深究其旨而施治。非不治也。治之务在分解表里错杂之邪，使阴气渐下而内清，客邪渐上而外散，庶可图功于万一也。

藏结无阳证，不往来寒热，其人反静，舌上苔滑者，不可攻也。

藏结之所以不可攻者，从来置之不讲，以为仲景未尝明言，后人无从知之，不知仲景言之甚明，人第①不参讨耳。夫所谓不可攻者，乃垂戒②之辞，正欲人详审其攻之之次第也。试思

---

① 第：只是。
② 垂戒：亦作"垂诫"，留给后人的训诫。

藏已结矣，匪①攻而结何由开耶？所谓其外不解者，尚未可攻，又谓下利呕逆不可攻，又谓表解乃可攻痞，言之已悉。于此特出一诀，谓藏结无阳证，不往来寒热，其人反静，则证不在六经之表里，而在上焦下焦之两途。欲知其候，但观舌上有无苔滑，有之则外感之阳热挟痞气而反在下，素痞之阴寒挟热势而反在上，此与里证已具，表证未除者，相去不远，但其阴阳悖逆，格拒不入，证转凶危耳，岂结胸膈内拒痛，而藏结腹内不拒痛耶？此而攻之，是速其痛引阴筋而死，不攻则病不除，所以以攻为戒。是则调其阴阳使之相入，而滑苔既退，然后攻之，则邪热外散，寒气内消，此持危扶颠②之真手眼也。

病胁下素有痞，连在脐旁，痛引少腹，入阴筋者，此名藏结，死。

按：病人素有动气，在当脐上下左右，则不可发汗。素有痞气，在胁下连脐旁，则不可攻下。医不细询，病家不明告，因而贻祸者多矣。

已上藏结例。

病发于阳，而反下之，热入因作结胸，病发于阴而反下之，因作痞。所以成结胸者，以下之太早故也。

病发于阳者，太阳表证误下，邪结于胸也，病发于阴者，皆是内挟痰饮，外感风寒，中气先伤，所以汗下不解，而心下痞也。凡结胸正在胸中，此正太阳全盛之邪，因误下乘虚而入，故曰热入因作结胸，是处方名为陷胸。若痞则多偏胸胁，而无正中结痛之候，故但言因作痞，而不用热入二字，其邪之盛衰可知，是处方名为泻心。观其主治，则虚实迥然不侔，则知表邪为阳，里邪为阴也明矣。或言中风为阳邪，伤寒为阴邪，安

① 匪：通"非"。《诗·邶风》："我心匪石，不可转也。"
② 持危扶颠：扶持危困局面。

有风伤卫气，气受伤而反变为结胸，寒伤营血，血受伤而反成痞之理？复有误认直中阴寒之阴，卜早变成痞者，则阴寒本无实热，何得有下早之变？设阴结阴躁而误下之，立变危逆，恐不至于成痞，停日待变而死也。

太阳病，脉浮而动数，浮则为风，数则为热，动则为痛，数则为虚。头痛发热，微盗汗出，而反恶寒者，表未解也，医反下之，动数变迟，膈内拒痛，胃中空虚，客气动膈，短气躁烦，心中懊憹，阳气内陷，心下因硬，则为结胸，大陷胸汤主之。若不结胸，但头汗出，余处无汗，剂颈而还，小便不利，身必发黄也。

脉浮而动数，虽主风热，亦主正虚，虚故邪持日久，头痛发热，恶寒，表终不解。医不知其邪持太阳，未传他经，反误下之，于是动数之脉变迟，而在表之证变结胸矣。动数变迟三十六字，形容结胸之状殆尽，盖动数为欲传之脉，变迟则力绵势缓而不能传，且有结而难开之象。膈中之气与外实之邪两相格斗，故为拒痛，胃中水谷所生之精悍，因误下而致空虚，则不能藉之以冲开外邪，反为外邪冲动其膈，于是正气往返邪逼之界，觉短气不足以息，更烦燥有加，遂至神明不安，无端而生懊憹，凡此皆阳邪内陷所致也。

结胸者，项亦强，如柔痉状，下之则和，宜大陷胸丸。

结胸而至颈项亦强，证愈笃矣，盖胸间邪结紧实，项势常昂，有似柔痉之状，然痉病身首俱张，此但项强，原非痉也，借此以验胸邪十分紧逼，以大陷胸汤下之，恐过而不留，即以大陷胸丸下之，又恐滞而不行，故煮而连滓服之，然后与邪相当。观方中用大黄、芒硝、甘遂，可谓峻矣，而更加葶苈、杏仁，以射肺邪，而上行其急，煮时又倍加白蜜，以留恋润导之，而下行其缓。必识此意，始得用法之妙。

结胸证，其脉浮大者，不可下，下之则死。

胸既结矣，本当下以开其结，然脉浮大，则表邪未尽，下之是令结而又结也，所以致死，此见一误不堪再误也。

结胸证悉具，烦躁者亦死。

亦字承上，见结胸证全具，更加烦躁，即不下亦主死也。烦躁曷为主死耶？盖邪结于胸，虽藉药力以开之，而所以载药力上行者，胃气也，胃气充溢于津液之内，汗之津液一伤，下之津液再伤，至热邪搏饮结于当胸，而津液又急奔以应上，正有不尽不已之势。胃气垂绝，能无败乎？此结胸诸法，见几①于早，竞竞②以涤饮为先务，饮涤则津液自安矣。

伤寒六七日，结胸热实，脉沉而紧，心下痛，按之石硬者，大陷胸汤主之。

热实二字，形容结胸之状甚明，见邪热填实于膈间也。前条言寸脉浮，关脉沉，此言脉沉紧更明。盖紧脉有浮沉之别，浮紧主伤寒无汗，沉紧主伤寒结胸，则知结胸非中风下早而成也。

伤寒十余日，热结在里，复往来寒热者，与大柴胡汤。但结胸无大热者，此为水结在胸胁也。但头微汗出者，大陷胸汤主之。

治结胸证所用陷胸之法者，以外邪挟内饮搏结胸间，未全入于里也。若十余日热结在里，则是无形之邪热蕴结，必不定在胸上，而非结胸明矣。加以往来寒热，仍兼半表，当用大柴

---

① 几（jī机）：苗头；预兆。
② 竞竞：小心谨慎貌。

胡汤，两解表里之热邪，于陷胸之义无取也。无大热与上文热实互意，内陷之邪但结胸间，而表里之热反不炽盛，是为水饮结在胸胁。其人头有微汗，乃邪在高而阳气不得下达之明征，此则主用大陷胸汤，允为的对也。

太阳病，重发汗而复下之，不大便五六日，舌上燥而渴，日晡所小有潮热，从心下至少腹硬满，而痛不可近者，大陷胸汤主之。

不大便，燥渴，日晡潮热，少腹硬满，证与阳明颇同。但小有潮热，则不似阳明之大热。从心下至少腹，手不可近，则阳明又不似此大痛，因是辨其为太阳结胸，兼阳明内实也。缘误汗误下，重伤津液，不大便而燥渴潮热，更加痰饮内结，必用陷胸汤。由胸胁以及胃肠，始得荡涤无余，若但下肠胃结热，反遗膈上痰饮，则非法矣。

太阳少阳并病，而反下之，成结胸，心下硬，下利不止，水浆不下，其人心烦。

此条虽系并病，以其反下之而成结胸，当随见所变之证而归重于结胸也。误下之变，乃致结胸下利，上下交征，而阳明之居中者，水浆不入，心烦待毙，伤寒顾①可易言哉！

小结胸病，正在心下，按之则痛，脉浮滑者，小陷胸汤主之。

小结胸病，正在心下，则不似大结胸之高在心上也。按之则痛，比手不可近，则较轻也。而脉之浮又浅于沉，滑又缓于紧，可见其人外邪陷入原微。但痰饮素盛，挟热邪而内结，所以脉见浮滑也。黄连、半夏、栝蒌实药味虽平，而泄热散结亦

---

① 顾：难道。

是突围而入，所以名为小陷胸也。

寒实结胸，无热证者，与三物小陷胸汤，白散亦可服。

寒实结胸，乃寒饮结聚而无大热也，意谓小陷胸半夏、栝蒌实足以去其痰饮，又虑黄连难祛寒实，故又主白散，取巴豆之辛热破结，贝母之苦寒开郁，桔梗载之上涌为的当耳。

已上结胸例。

伤寒汗出解之后，胃中不和，心下痞硬，干噫食臭，胁下有水气，腹中雷鸣下利者，生姜泻心汤主之。

汗后外邪虽解，然必胃气安和，始得脱然①无恙，以胃主津液故也。津液因邪入而内结，因发汗而外亡，两相告匮，其人心下必痞硬，以伏饮搏聚，胃气不足以开之也。胃病，故干噫食臭，食入而嗳馊酸也。胃病，故水入而旁渗胁肋也。胃中水谷不行，腹中必雷鸣而搏击有声，下利而清浊不分也。虽不由误下，而且成痞，设误下之，其痞结又当何似耶？

伤寒中风，医反下之，其人下利日数十行，谷不化，腹中雷鸣，心下痞硬而满，干呕，心烦不得安。医见心下痞，谓病不尽，复下之，其痞益甚。此非结热，但以胃中虚，客气上逆，故使硬也，甘草泻心汤主之。

此条痞证，伤寒与中风互言，大意具见，可见病发于阴下之而成痞者，非指伤寒为阴也。下利完谷，腹鸣，呕烦，皆误下而胃中空虚之互辞也。设不知此义，以为结热而复下之，其痞必益甚，故重以胃中虚，客气上逆，昭揭病因。方用甘草泻心汤者，即生姜泻心汤除去生姜、人参，而倍甘草、干姜也。客邪乘虚结于心下，本当用人参，以误而再误，其痞已极，人

---

① 脱然：舒适貌。

参仁柔无刚决之方，故不宜用。生姜辛温，最宜用者，然以气薄主散，恐其领津液上升，客邪从之犯上，故倍用干姜代之以开痞，而用甘草为君，坐镇中州，庶心下与腹中渐至宁泰耳。今人但知以生姜代干姜之僭①，孰知以干姜代生姜之散哉？但知甘草能增满，孰知甘草能去满哉？

伤寒五六日，呕而发热者，柴胡汤证具，而以他药下之，柴胡证仍在者，复与柴胡汤，此虽已下之，不为逆，必蒸蒸而振，却发热汗出而解。若心下满而硬痛者，此为结胸也，大陷胸汤主之。但满而不痛者，此为痞，柴胡汤不中与之，宜半夏泻心汤。

五六日呕而发热，为太阳之本证，盖呕多属阳明。然有太阳邪气未罢，欲传阳明之候。有少阳邪气在里，逆攻阳明之候，所以阳明致戒云：呕多虽有阳明证，不可攻之，恐伤太阳少阳也。此本柴胡证，误用下药，则邪热乘虚入胃，而胆却受寒，故于生姜泻心汤中去生姜之走表，君半夏以温胆，兼芩连以除胃中邪热也。泻心诸方，原为泻心下痞塞之痰饮水气而设，此证起于呕，故推半夏为君耳。

伤寒大下后复发汗，心下痞，恶寒者，表未解也，不可攻痞，当先解表。表解，乃可攻痞。解表宜桂枝汤，攻痞宜大黄黄连泻心汤。

大下之后复发汗，先里后表，颠倒差误，究竟已陷之邪，痞结心下，证兼恶寒，表邪不为汗衰，即不可更攻其痞，当先行解肌之法以治外，外解已后，乃用大黄、黄连攻其湿热凝聚之痞，方为合法耳。

---

① 僭（jiàn 见）：超越本分；过分。

脉浮而紧，而复下之，紧反入里，则作痞。按之自濡，但气痞耳。心下痞，按之濡，其脉关上浮者，大黄黄连泻心汤主之。心下痞而复恶寒汗出者，附子泻心汤主之。

伤寒脉浮而紧，即不可下，误下而紧反入里，则寒邪转入转深矣。外邪与饮搏结，故心下满硬，若按之自濡，而不满硬，乃是浊气挟湿热痞聚于心下，则与外邪无预也。浊气上逆，惟苦寒可泻之，上条大黄黄连泻心之法即为定药。若恶寒汗出，虽有湿热痞聚于心下，而挟阳虚阴盛之证，故于大黄黄连泻心汤内，另煎附子汁和服，以各行其事，共成倾否①之功，即一泻心汤方中，法度森森②若此。

伤寒，胸中有热，胃中有邪气，腹中痛欲呕吐者，黄连汤主之。

伤寒，邪气传里，而为下寒上热也。胃中有邪气，使阴阳不交。阴不得升，而独滞于下，为下寒腹中痛。阳不得降，而独菀③于上，为胸中热欲呕吐，故于半夏泻心汤中除去黄芩而加桂枝，去黄芩者，为其有下寒腹痛也，加桂枝者，用以散胸中之热邪而治呕吐也。《经》曰：上热者泻之以苦，下寒者散之以辛，故用黄连以泻上热，干姜、桂枝、半夏以散下寒，人参、甘草、大枣以益胃而缓其中，此分理阴阳，和解上下之正法也，常因此而推及藏结之舌上苔滑，湿家之舌上如苔者，皆不出是方也。

太阳中风，下利，呕逆，表解者，乃可攻之，其人漐漐汗出，发作有时，头痛，心下痞硬满，引胁下痛，干呕短气，汗

---

① 倾否：丧乱；危殆。此指攻邪。

② 森森：繁密；严正。

③ 菀（yùn 运）：通"蕴"，郁结；积滞。《素问·生气通天论》："大怒则气绝而血菀于上。"

出，不恶寒者，此表解里未和也，十枣汤主之。

此证与结胸颇同，但结胸者邪结于胸，其位高，此在心下及胁，其位卑。然必表解乃可攻之，亦与攻结胸之戒不殊也。其人漐漐汗出，发作有时，而非昼夜俱笃，即此便是表解之征，虽有头痛，心下痞硬满，引胁下痛，干呕短气诸证，乃热邪搏饮之本证，不得以表证名之。见汗出，不恶寒，便是表解可攻之候。设外邪不解，何缘而得汗乎？攻药取十枣汤者，正与陷胸相仿。伤寒种种下法，咸为胃实而设，今证在胸胁而不在胃，则荡涤肠胃之药无所取矣，故取芫花之辛以逐饮，甘遂、大戟之苦以泄水，并赖大枣之甘以运脾，助诸药祛水饮于胸胁之间，乃下剂中之变法也。

伤寒发汗，若吐若下解后，心下痞硬，噫气不除者，旋覆代赭石汤主之。

汗吐下法备而后表解，则中气必虚，虚则浊气不降而痰饮上逆，故作痞硬。逆气上冲而正气不续，故噫气不除，所以用代赭领人参下行，以镇安其逆气，微加解邪涤饮，而开其痞，则噫气自除耳。

伤寒，服汤药，下利不止，心下痞硬。服泻心汤已，复以他药下之，利不止，医以理中与之，利益甚。理中者，理中焦，此利在下焦，赤石脂禹余粮汤主之。复利不止者，当利其小便。

误下而下利不止，心下痞硬，服泻心汤为合法矣。乃复以他药下之，他药则皆荡涤下焦之药，与心下之痞全不相涉。纵痞硬微除，而关闸尽撤，利无休止，反取危困。用理中以开痞止利，原不为过，其利益甚者，明是以邻国为壑，徒重其奔迫也，故用赤石脂、禹余粮固下焦之脱，而重修其关闸。倘更不止，复通支河水道，以杀急奔之热，庶水谷分而下利自止耳。

本以下之，故心下痞，与泻心汤痞不解，其人渴而口燥烦，小便不利者，五苓散主之。

泻心诸方，开结荡热益虚，可谓具备，乃服之而痞不解，更加渴而口燥烦，小便不利者，五苓两解之法，正当主用，盖其功擅润津滋燥，导饮荡热，所以亦得为消痞满之良法也。

太阳病，外证未除，而数下之，遂协热而利，利下不止，心下痞硬，表里不解者，桂枝人参汤主之。

误下而致里虚，则外热乘之，变为利下不止者，里虚不守也。痞硬者，正虚邪实，中成滞碍痞塞而坚满也。以表未除，故用桂枝以解之，以里适虚，故用理中以和之，即理中加桂枝而易其名，为治虚痞下利之圣法也。

伤寒，发热汗出不解，心中痞硬，呕吐而下利者，大柴胡汤主之。

外邪不解，转入于里，心中痞硬，呕吐下利，攻之则碍表，不攻则里证已迫，计惟有大柴胡一汤，合表里而两解之也。

太阳病，医发汗，遂发热恶寒，因复下之，心下痞，表里俱虚，阴阳气并竭，无阳则阴独，复加烧针，因胸烦，面色青黄，肤瞤者，难治。今色微黄，手足温者，易愈。

凡表里错误，证变危笃，有阴已亡而阳邪尚不尽者，有阳邪尽而阳气亦随亡者，有外邪将尽未尽而阴阳未至全亏者，此可愈不可愈所由分也。大率心下痞与胸间结，虽有上下之分，究竟皆是阳邪所聚之位。观无阳则阴独一语正见所以成痞之故，虽曰阴阳并竭，实由心下无阳，故阴独痞塞也。无阳阴独，早已括尽误下成痞大义。无阳亦与亡阳有别，无阳不过阳气不治，复加烧针以逼劫其阴，乃成危候，其用药差误即可同推。

已上痞证例。

合病并病篇

太阳病，项背强几几，反汗出恶风者，桂枝加葛根汤主之。几、殳同。

太阳病，项背强几几，无汗恶风，葛根汤主之。

二条以有汗无汗定伤风伤寒。仲景以所显证全似太阳，其间略兼项背强几几为阳明之候，未至两经各半，故不用合病二字。然虽不名合病，其实乃合病之初证也。几几，颈不舒也，项属太阳而颈属阳明，二经合病，则颈项皆不和矣。太阳风伤卫证中，才见阳明一证，即于桂枝汤中加葛根一药，太阳寒伤营证中，才见阳明一证，即于麻黄汤中加葛根一药，此大匠天然不易之彀率①也。然第二条不用麻黄汤加葛根，反用桂枝全方加麻黄、葛根者，以颈项背俱是阳位，易于得汗之处，设以麻黄本汤加葛根大发其汗，将毋项背强几几者，变为经脉振摇动惕乎。此仲景之所以精义入神也。

太阳与阳明合病，不下利但呕者，葛根加半夏汤主之。

太阳与阳明合病者，必自下利，葛根汤主之。

二条又以下利不下利辨别合病主风主寒之不同也。风者，阳也，阳性上行，故合阳明胃中之水饮而上逆。寒者，阴也，阴性下行，故合阳明胃中之水谷而下奔。然上逆则必加半夏入葛根汤以涤饮止呕，若自下利，则但用葛根汤以解两经之邪。下利，里证也，而仲景以此汤主之，盖以邪气并于阳，则阳实而阴虚，阴虚故下利也。与此汤以散经中之邪，则阳不实而阴气平，不治利而利自止耳。

---

① 彀率（gòulǜ 够绿）：拉开弓的标准。此指标准。

太阳与阳明合病，喘而胸满者，不可下，宜麻黄汤主之。

两经合病，当合用两经之药，何独偏用麻黄耶？此见仲景析义之精。盖太阳邪在胸，阳明邪在胃，两邪相合，必上攻其肺，所以喘而胸满。麻黄、杏仁治肺气喘逆之专药也，用之恰当，正所谓内举不避亲也，何偏之有？

按：太阳与阳明合病，所重全在于表，故主以葛根、麻黄二汤。若太阳与少阳合病，则邪渐迫里，合用小柴胡、柴胡桂枝二汤。若温病之太阳少阳合病，当用黄芩汤、黄芩加半夏生姜汤。其下阳明少阳合病，以邪入府，脉来滑数，即用大承气下之，与二阳并病，太阳证罢不殊也。设经证未罢，脉不滑数，又当从大柴胡两解表里无疑。其太阳与少阳合病，本条见《温热病篇》中，宜参看。

阳明少阳合病，必下利，其脉不负者，顺也，负者，失也，互相克贼，名为负也。脉滑而数者，有宿食也，当下之，宜大承气汤。

木土之邪交动，则水谷不停而急奔，故下可必也。阳明脉大，少阳脉弦，两无相负，乃为顺候。然两经合病，阳明之气衰，则弦独见，少阳胜而阳明负矣。下之固是通因通用之法，而土受克贼之邪，势必藉大力之药，急从下夺，乃为解围之善着①。然亦必其脉滑而数，有宿食者，始为当下无疑。设脉不滑数而迟软，方虑土败垂亡，尚敢下乎？

已上合病例。

二阳并病，太阳初得病时发其汗，汗先出不彻，因转属阳明，续自微汗出，不恶寒。若太阳病证不罢者，不可下，下之为逆。如此可小发汗，设面色缘缘正赤者，阳气怫郁在表，当

① 着：计策；办法。

解之熏之。若发汗不彻，不足言阳气怫郁不得越，当汗不汗，其人躁烦，不知痛处，乍在腹中，乍在四肢，按之不可得，其人短气，但坐①以汗出不彻故也，更发其汗则愈。何以知汗出不彻？以脉涩故知也。

二阳并病，太阳证罢，但发潮热，手足漐漐汗出，大便难而谵语者，下之则愈，宜大承气汤。

二阳并病二条，皆是太阳与阳明并病。上条证初入阳明，而太阳仍未罢，则宜小汗，此条证已入阳明，而太阳亦随罢，故宜大下也。

按：上条太阳初得寒伤营之病，因汗出不彻，故传阳明，续自微汗出，不恶寒，阳明热炽，似乎当用下法，以太阳之邪未彻，故下之为逆，谓其必成结胸等证也，如此者可小发汗，然后下之。设面色缘缘正赤者，寒邪深重，阳气怫郁在表，必始先未用麻黄汤，或已用麻黄汤而未得汗，所以重当解之熏之，又非小汗所能胜矣。若是发汗不彻，不当言阳气怫郁不得越也，毕竟当汗不汗，其人躁烦，不知痛处，乍在腹中，乍在四肢，按之不可得，方是阳气不得越耳。短气者，因汗不彻，而邪气未尽，气受伤也。脉涩者，以寒湿留于肌腠，而营气不能条达，血受伤也。汗后短气脉涩，但当断之以汗出不彻，而与桂枝二越脾一汤，小发其汗则愈。

太阳病桂枝证，医反下之，利遂不止，脉促者，表未解也，喘而汗出者，葛根黄芩黄连汤主之。

太阳病原无下法，但当用桂枝解外。若当用不用，而反下之，利遂不止，则热邪之在太阳者，未传阳明之经，已入阳明之里，所以其脉促急，其汗外越，其气上奔则喘，下奔则泄，故舍桂枝而用葛根，专主阳明之表，加芩连以清里热，则不治

① 坐：因为。

喘而喘自止，不治利而利自止。又太阳阳明两解表里之变法，与治痞之意不殊也。

太阳与少阳并病，头项强痛，或眩冒，时如结胸，心下痞硬者，当刺大椎第一间，肺俞、肝俞。慎不可发汗，发汗则谵语，脉弦，五六日谵语不止，当刺期门。

刺大椎者，泻三阳督脉也。刺肺俞者，使肺气下行而膀胱气化也。刺肝俞者，所以泻胆也。刺期门者，泻肝胆之实也。

太阳少阳并病，心下硬，颈项强而眩者，当刺大椎，肺俞、肝俞，慎勿下之。

重申不可下之禁，与上条不可汗互发。

伤寒腹满谵语，寸口脉浮而紧，此肝乘脾也，名曰纵，刺期门。

肝木直乘脾土为纵，此本太阳少阳并病，以其人平素肝盛脾衰，故其证腹满谵语，尽显肝邪乘脾之候。盖少阳虽主风木，仍赖卫气荣养，所以仲景云此属胃。胃不和，所以腹满谵语也。其脉寸口浮紧，为太阳寒伤营之脉，寸口即气口，乃脾胃之所主，肝木挟邪过盛，所以脾胃之土益受其制也。刺期门以泄肝邪，则中土攸宁矣。

伤寒发热，啬啬恶寒，大渴欲饮水，其腹必满，自汗出，小便利，其病欲解，此肝乘肺也，名曰横刺期门。

肝木反乘肺金为横，此亦太阳少阳并病，以其人素常肝盛肺虚，故其证虽发热恶寒，为太阳表证未除，而大渴饮水，则少阳里热已著。盖木盛则火易燔，金虚则水不生，所以求水为润，木得水助，其势益横，水势泛溢，其腹必满，亦当刺期门以泄肝邪，则肺自安矣。然但腹满而不谵语，其邪稍轻，以肺金较肝木虽虚，原无他病，能暗为运布，或自汗而水得外渗，或小便利而水得下行，是以病欲自解，不必刺也。读者毋以刺期门在欲解下，而以辞害义也。

按：纵横之证不同，而皆刺期门者，以贼土侮金，总由木盛，腹满谵语，证涉危疑，故急以泻木为主也。

上四条俱用刺法，今伤寒家不谙此理，若论用药，无过柴胡桂枝汤加减，观下条"发汗多，亡阳，谵语"治法，可类推矣。

发汗多，亡阳，谵语者，不可下，与柴胡桂枝汤和其营卫，以通津液后自愈。

太阳与少阳并病，不可发汗，发汗则谵语。误汗亡阳谵语者，复不可下，宜桂枝柴胡以和二经营卫也。

伤寒六七日，发热微恶寒，肢节烦疼，微呕，心下支结，外证未去者，柴胡桂枝汤主之。

支结者，支饮聚结于心下之偏旁，非正中也。伤寒至六七日，宜传经已遍，乃发热微恶寒，肢节烦疼，微呕，其邪尚在少阳之界，未入于里，虽心下支结，而外证未除，终非结胸可拟，故但用柴胡桂枝，使太阳之邪仍从太阳而解，邪去而支饮自开矣。

伤寒五六日，已发汗而复下之，胸胁满，微结，小便不利，渴而不呕，但头汗出，往来寒热心烦者，此为未解也，柴胡桂枝干姜汤主之。初服微烦，复服汗出便愈。

五六日已发汗，邪虽未解而势已微，因误下之，微邪凝聚于上焦，则肺气壅遏，所以渴而不呕，头汗出，往来寒热，心烦，知邪气已入少阳之界，故为未解。因与柴胡、桂枝解太阳少阳之邪，黄芩、甘草散内外之热，干姜主胃中寒饮，栝蒌根治膈上热渴，牡蛎以开胁下之微结也。服汤后反加微烦者，近世谓之药烦①，以汗后津液受伤，胃气虚热，不能胜药力也。必须复服，药胜病邪，方得汗出而解。

上二条皆太阳少阳并病，因本文中有支结微结，所以后世遂认结胸，致节庵②又以小柴胡加桔梗治痞结，亦不过治表邪初犯中焦者，方克有效。若真结胸，则邪已因误下引入内结，非大小陷胸汤丸峻攻，必不能解散也。

阳明病发潮热，大便溏，小便自可，胸胁满不去者，小柴胡汤主之。

此阳明少阳并病也，潮热者，阳明胃热之候。若大便溏，小便自可，则胃全不实，更加胸胁满不去，则证已兼见少阳矣。才兼少阳，即有汗下二禁，惟小柴胡一汤，合表里而总和之，乃少阳一经之正治，故阳明少阳亦取用之，无别法也。

阳明病，胁下硬满，不大便而呕，舌上白苔者，可与小柴胡汤。上焦得通，津液得下，胃气因和，身濈然汗出而解也。

此亦阳明少阳并病，不但大便溏为胃未实，即使不大便而见胁下硬满，呕与舌苔之证，则少阳为多，亦当从小柴胡汤分解阴阳，则上下通和，濈然汗出，而舌苔、呕逆、胁满之外证一时俱解矣。既云津液得下，则大便自行，亦可知矣。此一时表里俱彻，所以为当也。

上焦得通，津液得下八字，关系病机最切，风寒之邪，协津液而上聚膈中，为喘为呕，为水逆为结胸，常十居六七，是风寒不解，则津液必不得下，倘误行发散，不惟津液不下，且转增上逆之势，愈无退息之期矣。

已上并病例。

---

① 药烦：服药后出现烦闷及头、身发痒等症。
② 节庵：陶华之号。明代医家，字尚文。撰《伤寒六书》等书。

温热病篇

仲景温病热病诸例，向来混入伤寒六经例中，致使后世有以黄芩、白虎汤误治伤寒者，有以黄芩、白虎证误呼伤寒者，良由混次不分，以致蒙昧千古。自长沙迄今，惟守真①一人独得其秘，则又晦其名目，不曰温热，而曰伤寒，何怪当世名家动辄错误耶？今将温热诸条，另析此篇，学者洗心读之，如琅函②一展，火轮剑树③，顷化清凉大地也。

太阳病，发热而渴，不恶寒者，为温病。

发热而渴，不恶寒，提挈温病自内而发之大纲。凡初病不恶寒，便发热烦渴，三四日间，或腹满，或下利者，此温病也。若先恶寒发热，三四日后，表邪传里，变烦渴者，此又伤寒热邪传里而显内实也。

若发汗已，身灼热者，名曰风温。风温为病，脉阴阳俱浮，自汗出，身重，多眠睡，鼻息必鼾，语言难出。若被下者，小便不利，直视失溲。若被火者，微发黄色，剧则如惊痫，时瘛疭，若火熏之，一逆尚引日，再逆促命期。

此条紧接上条，其下即云若发汗已，身灼热者，名曰风温。见风温之由误发温病汗而致者，与更感于风而成者，自是两般，风温之证，兼太阳少阴，其脉尺寸俱浮，盖肾水本当沉也，风温载之，从太阳上入，根本拔而枝叶瘁矣。伏邪久郁身中，时当二月，其脉先见露矣。发则表热太阳，里热少阴，将同用事，

---

① 守真：刘完素之字。金代医家。撰《伤寒直格》等书。
② 琅函（lánghán 狼寒）：书匣的美称。
③ 火轮剑树：喻恶劣境况。火轮，指形似车轮的团火；剑树，地狱中的景象。

恣汗无忌，灼热反倍，是谓风温。风温表里俱见浮脉，其证自汗，身重，肾水病也，多眠睡，鼻息鼾，语言难，肾本①病也。肾中之候，同时荐②至，危且殆矣。古律垂戒云：风温治在少阴，不可发汗，发汗死者，医杀之也。讵意发热之初不及脉理，轻易发汗，早已犯此大戒乎。既肾中风邪外出，以阳从阳，热无休止矣。被下者，小便不利，伤其膀胱气化，直视失溲，太阳藏府同时绝矣。被火者，微则热伤营气而瘀热发黄，剧则热甚生风，而如惊痫，时瘈疭，火热乱其神明，扰其经脉也。伤寒燔针灼艾，仲景屡戒，至温证尤当戒之。"被火，微发黄色"一段，乱其神明，扰其经脉，重证莫重于此，稍轻误火，少阴脉系咽喉，咽喉干痛，乃至唾血，亦多死者。一逆发汗，已是引日待毙，再逆则神圣莫挽矣。故治温病，全在未发汗前，辨其脉证，补救备至，防危可也。发汗已后，凶咎卒至，亦何措其手足哉。《内经·刺热》论温，荣交已后，其病内连肾。《评热》论温，专论谷气，肾中精胜，乃汗则生，肾中虚甚，更热则死。其旨至矣，尽矣。仲景复出不尽之藏，论肾更视膀胱以纬③之，小便伤膀胱气化，甚则直视失溲，命门所藏之精不能照物，神水绝矣。瞳子高者，太阳不足，戴眼④者，太阳已绝，太阳气绝者，其足不可屈伸，是以中风暴证多绝膀胱，人不识者，故风温扼要⑤膀胱，若肾藏将绝，宁不膀胱先绝乎。

太阳与少阳合病，自下利者，与黄芩汤。若呕者，黄芩加

---

① 本：文化本作"水"。
② 荐：频仍；屡次。
③ 纬：参照。
④ 戴眼：证名。指病人眼睛上视，不能转动。
⑤ 扼（è恶）要：占据或控制要冲。此指侵袭。

半夏生姜汤主之。

此言太阳少阳合病，明非传次少阳之证，洵为温病之合病无疑。以其人中气本虚，热邪不能外泄，故内攻而自下利也，与黄芩汤解散表里之热，较之伤寒治法迥殊。

按：黄芩汤乃温病之主方，即桂枝汤以黄芩易桂枝而去生姜也。盖桂枝主在表风寒，黄芩主在里风热，不易之定法也。其生姜辛散，非温热所宜，故去之。至于痰饮结聚膈上，又不得不用姜、半，此又不越伤寒治法耳。

按：温病始发，即当用黄芩汤去热为主，伤寒传至少阳，热邪渐次入里，方可用黄芩佐柴胡和解之，此表里寒热之次第也。

阳明病，脉浮而紧，咽燥口苦，腹满而喘，发热汗出，不恶寒，反恶热，身重。若发汗则躁，心愦愦，反谵语。若加烧针，必怵惕烦躁不得眠。若下之，则胃中空虚，客气动膈，心中懊恼，舌上苔者，栀子豉汤主之。若渴欲饮水，口干舌燥者，白虎加人参汤主之。若脉浮发热，渴欲饮水，小便不利者，猪苓汤主之。

此伏气因感客邪而发，故脉见浮紧也。然浮紧之脉而见发热汗出，不恶寒反恶热之证，虽是温病，却与伤寒之阳明不异，加以咽燥口苦，腹满而喘，身重，明系温热之候，所以汗下烧针俱不可用，宜其黄芩、白虎主治也。更兼风寒客气在膈，故舌上苔滑，而黄芩辈又禁用，则当涌以栀子豉汤，此治太阳而无碍阳明矣。若前证更加口干舌燥，则宜白虎汤以解热生津。若更加发热烦渴，小便不利者，又为热耗阳明津液，更宜猪苓汤以导热滋干。总由客邪寒气在胃，难用黄芩、白虎辈寒药，故别寻旁窦①，以散热②邪耳。

---

① 旁窦：另外的途径。
② 热：清康熙重刻本作"寒"。

伤寒，小便不利，以脉浮者属气分，五苓散。脉沉者属血分，猪苓汤。而温热病之小便不利脉浮者，属表证，猪苓汤。脉沉者，属里证，承气汤。伤寒自气分而传入血分，温热由血分而发出气分，不可以此而碍彼也。

阳明病，汗出多而渴者，不可与猪苓汤，以汗多，胃中燥，猪苓汤复利其小便故也。

太阳伤寒犯本，有五苓散两解一法，而阳明温热，复有猪苓汤导热滋干一法。然汗出多而渴者不可服，盖阳明胃主津液，津液充则不渴，津液少则渴矣，故阳明热甚，必先耗其津液，加以汗多而夺之于外，复利其小便而夺之于下，则津液立亡而已。其脉浮，发热，渴欲饮水，小便不利而汗出少者，方可用猪苓汤。脉浮发热，渴欲饮水，口干舌燥而汗出多者，则宜白虎加人参，其法已具上条。若脉沉，热蒸多汗，渴欲饮水，而小便黄赤不利者，又当从承气下之，以救阴为急也。

三阳合病，脉浮大，上关上但欲眠睡，目合则汗。

温热之气，自内达表，故三阳合病最多。此条言温病，故但目合则汗，其非热病之时时大汗可知矣。以其表里俱热，六合俱邪，故关上之脉浮大，但欲眠睡，其为阳明之热又可知矣。而目合则汗，又属少阳，治当从小柴胡加减，或黄芩汤加柴胡尤妥。设热病见脉浮大，但欲眠睡而盗汗者，为正气本虚，故热势反不甚剧，又当用白虎加人参汤也。

三阳合病，腹满身重，难以转侧，口不仁而面垢，谵语，遗尿，发汗则谵语，下之则额上生汗，手足逆冷，若自汗出者，白虎汤主之。

此言热病兼暍之合病也。夏月天令炎热，伏郁之邪多乘暑气，一齐发出三阳，中州之扰乱可知矣。此时发汗，则津液倍竭，故谵语益甚。下之则阳邪内陷，故手足逆冷，热不得越，故额上生汗也。既不宜于汗下，惟有白虎一汤，主解热而不碍表里，在所急用。若疑手足厥冷为阳虚，则杀人矣。

伤寒，脉浮滑，此表有寒，里有热，白虎汤主之。

世本作表有热，里有寒，必系传写之误，千载无人揭出，今特表明，一齐众楚①，在所不辞。夫白虎汤本治热病暑病之药，其性大寒，安有里有寒者可服之理？详本文脉浮滑，而滑脉无不实之理，明系伏邪发出于表之征，以其热邪初乘肌表，表气不能胜邪，其外反显假寒，故言表有寒。而伏邪始发未尽，里热犹盛，故言里有热，以其非有燥结实热，乃用白虎解散郁发之邪。或言当是表有热，里有实，寒字与实字形类，其说近是，若果里有实，则当用承气，又不当用白虎矣。

按：此本言热病，何仲景不曰热病，而曰伤寒者？其藏机全在乎此，欲人深求而自得也。盖热病乃冬不藏精，阳气发泄，骤伤寒冷，致邪气伏藏于骨髓，至夏大汗出而热邪始发，故仍以伤寒目之。以伏邪从骨髓发出，由心包而薄阳明，处方乃以石膏救阳明之热，知母净少阴之源，甘草、粳米护心包而保肺气，是以气弱者，必加人参也。后人不审，每以白虎汤治冬月伤寒发热，今特昭揭此义，以为冬月擅用白虎之戒。

伤寒脉滑而厥者，里有热也，白虎汤主之。

滑，阳脉也，故其厥为阳厥。里热郁炽，所以其外反恶寒厥逆，往往有唇面爪甲俱青者，故宜白虎或竹叶石膏解其郁热，则愈也。

---

① 一齐众楚：亦作"一傅众咻"。典出《孟子·滕文公下》。原意谓一个齐人教楚人学习齐语，而众多楚人用楚语喧哗来干扰。常用来比喻正确的意见被错误的意见所淹没。此喻即使遭到众人的反对，也要坚持自己的观点。

此条明言里有热，益见前条之"表有热，里有寒"为误也。叔和因脉滑而厥，遂以此例混入《厥阴篇》中，今归此。

伤寒，脉浮，发热无汗，其表不解者，不可与白虎汤，渴欲饮水，无表证者，白虎加人参汤主之。

白虎但解热而不能解表，故热病稍带暴寒客邪，恶寒，头痛，身疼之表证，皆不可用。须脉洪大或数，烦热燥渴，始可与服。若先前微带非时表邪，二三日后客邪先从表散，但显热病脉证，烦渴欲饮水者为津液大耗，又非白虎所能治，必加人参以助津气，则热邪始得解散耳。

伤寒无大热，口燥渴，心烦，背微恶寒者，白虎加人参汤主之。

伏热内盛，故口燥心烦，以真阳不能胜邪，故背微恶寒，而外无大热，宜白虎解内热毒，加人参以助真气也。

伤寒病，若吐若下后，七八日不解，热结在里，表里俱热，时时恶风，大渴，舌上干燥而烦，欲饮水数升者，白虎加人参汤主之。

详此条表证比前较重，何以亦用白虎加人参耶？本文"热结在里，表里俱热"二句，已自酌量，惟热结在里，所以表热不除，邪火内伏，所以恶风，大渴，舌燥而烦，欲饮水不止，安得不以生津解热为急耶？

服桂枝汤，大汗出后，大烦渴不解，脉洪大者，白虎加人参汤主之。

此本温热病，误认寒疫，而服桂枝汤也。若是寒疫，则服汤后汗出必解矣。不知此本温热，误服桂枝，遂至脉洪大，大汗，烦渴不解。若误用麻黄，必变风温灼热自汗等证矣。此以大汗伤津，故加人参以救津液也。

按：桂枝治自外而入伤之风邪，石膏治自内而发外之热邪，故白虎汤为热邪中喝之的方。虽为阳明解利药，实解内蒸之热，非治在经之热也。昔人以石膏辛凉，能解利阳明风热，此说似是而实非，即如大青龙汤、越脾汤、麻黄杏仁甘草石膏汤、麻黄升麻汤等方，并与表药同用，殊不知邪热伤胃，所以必需，若在经之邪，纵使大热烦渴，自有葛根汤、桂枝加葛根汤等治法，并无借于石膏也，所以伤寒误用白虎、黄芩，温热误用桂枝、麻黄，轻者必重，重者必死耳。

已上三阳发温热例。

师曰：伏气之病，以意候之，今月之内，欲有伏气。假令旧有伏气，当须脉之。若脉微弱者，当喉中痛似伤，非喉痹也。病人云：实咽中痛。虽尔，今复欲下利。

冬月感寒，伏藏于经，至春当发，故曰以意候之。今月之内，言春分候也。若脉微弱者，其人真元素亏，必不发于阳而发于阴，以少阴之脉循喉咙，伏邪始发，热必上升，故先喉中痛似伤，肾司开阖，阴经之热邪不能外发，势必内攻，其后必下利也。

少阴病，二三日咽痛者，可与甘草汤，不差者，与桔梗汤。

邪热客于少阴之经，故咽痛。用甘草汤者，和缓其势也。用桔梗汤者，开提其邪也。此在二三日间，热邪发于经中，他证未具，故可用之。若五六日，则少阴之下利呕逆诸证蜂起，此法又不可用矣。

阴邪为病，其发必暴，所以伏气发于少阴必咽痛，仲景遂以缓法治之。甘草味甘，其性最缓，因取以治少阴伏气发温之最急者，盖甘先入脾，脾缓则阴火之势亦缓，且生用力能泻火，故不兼别味，独用以取专功也。设不差，必是伏邪所发势盛，缓不足以济急，更加桔梗，升载其邪，使发于阳分之阴邪尽从阳分而散，不致仍复下陷入于阴分也。倘治稍失宜，阴津为热邪所耗，即用祛热救阴药，恐无及也。

按：咽痛多是阴邪搏阳之候，以阴邪为患，无有不挟龙火之势者，所以属少阴者多。惟阳明经病，有但头眩不恶寒，能食而咳，其人必咽痛一条，乃风热挟饮上攻之证，又不当与阴邪比例而观也。至于温病风温，多有此证，以阴中伏有阳邪也，即直中少阴之咽痛，虽阴邪结于清阳之位，仍是少阴之经，故仲景特设通脉四逆汤，以通阴中郁没①之微阳，更加桔梗以清咽利膈也。

少阴病，下利，咽痛，胸满心烦者，猪肤汤主之。

下利，咽痛，胸满心烦，少阴之伏邪，虽发阴经，实为热证，邪热充斥，上下中间，无所不到，寒下之药不可用矣。又立猪肤汤，以润少阴之燥，与用黑驴皮之意颇同。阳微者，用附子温经。阴竭者，用猪肤润燥，同具散邪之义。比而观之，思过半②矣。

少阴病，得之二三日以上，心中烦，不得卧，黄连阿胶汤主之。

少阴病，二三日以上心烦，知非传经邪热，必是伏气发温，故二三日间，便心烦不得卧。然但烦而无躁，则与真阳发动迥别。盖真阳发动，必先阴气四布，为呕，为下利，为四逆，乃致烦而且躁，魄汗不止耳。今但心烦，不得卧，而无呕利、四逆等证，是为阳烦，乃真阴为邪热煎熬，故以救热存阴为急也。

少阴病，下利六七日，咳而呕渴，心烦不得眠者，猪苓汤主之。

下利六七日，本热去寒起之时，其人呕渴，心烦不眠，不

---

① 郁没：湮没。

② 思过半：谓已领悟大半。《周易·系辞下》："知者观其象辞，则思过半矣。"孔颖达疏："思虑有益，以过半矣。"

独热邪煎迫真阴，兼有水饮搏结，以故羁留不去，用猪苓汤以利水润燥，不治利而利自止也。

少阴病，得之二三日，口燥咽干者，急下之，宜大承气汤。

伏气之发于少阴，其势最急，与伤寒之传经热证不同。得病才二三日即口燥咽干，延至五六日始下，必枯槁难为矣，故宜急下以救肾水之燔灼也。

按：少阴急下三证，一属传经热邪亢极，一属热邪转入胃府，一属温热发自少阴，皆刻不容缓之证，故当急救欲绝之肾水，与阳明急下三法同源异流。

已上少阴发温热例。

杂 篇

伤寒所致，太阳痉湿暍三种，宜应别论，以为与伤寒相似，故此见之。痉俗作痓。

太阳病，发热无汗，反恶寒者，名曰刚痉。

本寒伤营，故发热无汗，病至痉，邪入深矣，而犹恶寒者，经虚故也。寒伤营血，则经脉不利，故身强直，而为刚痉也。

《金匮》又有"太阳病，无汗，而小便反少，气上冲胸，口噤不能言，欲作刚痉，葛根汤主之"一条，即是申明此条之义，而补其治法也。无汗而小便少者，以太阳阳明二经之热聚于胸中，延伤肺金清肃之气，内外不能宣通故也。

太阳病，发热汗出，不恶寒者，名曰柔痉。

本风伤卫，故发热汗出，不恶寒，以风伤卫气，腠理疏，故汗出身柔。但汗出太过，则经脉空虚，虽似稍缓，而较之刚痉尤甚，以其本虚故也。盖刚痉属阳为邪胜，柔痉属阴为血虚，故治法有不同耳。

《金匮》又有"太阳病，其证备，身体强几几然，脉反沉迟，此为痉，栝蒌桂枝汤主之"，即桂枝汤加栝蒌根二两，其证备，则发热汗出等证，不必赘矣。

伤寒方中用桂枝加葛根汤矣，此以脉之沉迟，知在表之邪为内湿所持不解，即系湿热二邪交合，不当从风寒之表法起见，故不用葛根，而改用栝蒌根，变表法为利法也。

太阳病，发热，脉沉而细者，名曰痉。

脉沉细者，湿胜而致痉也。病发热，脉当浮数，而反沉细，知邪风为湿气所着，所以身虽发热，而脉不能浮数，是阳证见阴脉，故《金匮》指为难治也。治此者，急宜麻黄附子细辛汤温经祛湿，勿以沉细为湿证之本脉而忽之也。

太阳病，发汗太多，因致痉。

发汗太多，则经虚风袭，虽曰属风，而实经虚邪盛之候，非真武汤必难救疗也。

病身热足寒，颈项强急，恶寒，时头热面赤，目脉赤，独头面摇，卒口噤，背反张者，痉病也。

身热足寒者，伤湿而中风也。其下诸证，皆风虚湿搏之候。盖风主动摇，湿主拘急，风主阳，本乎天者亲①上，是以独头面摇。湿主阴，本乎地者亲下，是以足胫寒逆也。《金匮》此条下又多"若发汗者，寒湿相搏，其表益虚，即恶寒甚，发其汗已，其脉如蛇"六句。发汗反恶寒者，以但用表药而不加术故也。汗后其脉如蛇者，汗出之时，阳气发外，其脉必洪盛，汗后气门乃闭，阳气退潜，寒湿之邪得汗药引之于外，所以其脉复见浮紧，而指下迟滞不前，有似蛇行之状耳。

按：《金匮》此后复有五条，其一云"夫风病下之则痉，发汗必拘急"。盖风病而热者，其邪已应于筋脉，若更下之，则伤其营血，筋无养而成痉，汗之则伤其卫气，脉无养而拘急矣。其一云"暴腹胀大，为欲愈，脉如故反伏弦者痉"。盖脾土得木火而为暴胀，知火之郁于肝者，已出之脾，木火气行，则脉当浮大，今不浮大而如故，知风犹郁在肝，则筋病而成痉矣。然此必暴胀之先，已见欲解之证，故云。其一云"夫痉脉紧如弦，直上下行"。盖紧直如弦，肝脉也，而直上下行，则又属督脉为病，所以脊强而厥也，与《脉经》"痉家其脉伏坚直上下"同义。其一云"痉病有灸疮者难治"。盖痉病风热燥急，不当复灸以火，深入助阳，风热得之愈固而不散也。其一云"痉

---

① 亲：接近。此指侵袭。

为病，胸满口噤，卧不着席，脚挛急，必齘①齿，可与大承气汤"。盖热传阳明，风热极深，所以有如上诸证，非苦寒大下，不足以除其热救其阴也。夫伤寒病瘛疭，以热生风而搐，尚为难治，况此甚于搐者。至若齿齘足挛，而无内实下证，大便自行者，必不可治。《灵枢》云"热而痉者死，腰折，瘛疭，齿齘也"。

已上痉病例。

太阳病，关节疼痛而烦，脉沉而细者，此名湿痹。湿痹之候，其人小便不利，大便反快，但当利其小便。

关节疼痛而烦者，言湿气留着筋骨纠结之间，而发热烦疼也。脉沉而细，明系湿证，虽疼处烦热，必非风寒，是当利水为要也。

大抵此证，当利小便以通阳气，今为湿气内胜，故小便不利，利之则阳气行，虽在关节之湿，亦得宣泄矣。设小便利已而关节之痹不去，又当从表治之。

湿家之为病，一身尽疼，发热，身色如以熏黄。

湿证发黄，须分寒热表里，湿热在里，茵陈蒿汤；在表，栀子檗皮汤；寒湿在里，白术附子汤；在表，麻黄加术汤。此寒湿在表而发黄也。《金匮》有云："湿家身烦疼，可与麻黄加术汤，发其汗为宜，慎不可以火攻之。"盖湿与寒合，故令身疼，以湿着在表，表间阳气不盛，故不可大发其汗，是以用麻黄汤，必加白术以助脾祛湿也。麻黄得术，则汗不致于骤发，术得麻黄，而湿滞得以宣通。然湿邪在表，惟可汗之，不可火攻，火攻则增其热，必有发黄之变，故戒之。

湿家其人但头汗出，背强，欲得被覆，向火，若下之早则哕，胸满，小便不利，舌上如苔者，以丹田有热，胸中有寒，

---

① 齘（xiè 泄）：牙齿相磨切。

渴欲得水而不能饮，则口燥烦也。

此寒湿相搏也。太阳寒气在经，故令人欲得被覆向火，背强头汗。若认作里有实热，上蒸头汗，而误下之，必致于哕而胸满小便不利也。下后阳气下陷，故丹田有热，而胸中反有寒饮结聚，妨碍津液，是以口燥烦，渴不能饮也。何以见其胸中有寒？以舌上如苔白滑，故知之。治宜黄连汤，和其上下寒热之邪，则诸证涣然分解矣。

湿家下之，额上汗出微喘，小便利者，死。若下利不止者，亦死。

此本湿家身烦痛，可与麻黄加术汤发其汗之例，因误下之，致有此逆。额上汗出微喘者，阳之越也。小便利与下利不止者，阴之脱也。阴阳离决，必死之兆。自此而推之，虽额上汗出微喘，若大小便不利者，是阴气未脱，而阳之根犹在也。下之虽大小便利，若额上无汗不喘，是阳气不越，而阴之根犹在也，则非离决，可以随其虚实而救之。至于下利不止，虽无头汗喘逆，阳气上脱之候亦死。又有下利不止，小便反秘而额上汗出者，谓之关，《经》云：关格不通，头无汗者可治，有汗者死。

问曰：风湿相搏，一身尽疼痛，法当汗出而解，值天阴雨不止，医云此可发汗，汗之病不愈者，何也？答曰：发其汗，汗大出者，但风气去，湿气在，是故不愈也。若治风湿者，发其汗，但微微似欲汗出者，风湿俱去也。

风湿相搏，法当汗出而解，合用桂枝加术，使微微蒸发，表里气和，风湿俱去，正如湿家身烦痛，可与麻黄加术汤同义。

病者一身尽疼，发热，日晡所剧者，此名风湿。此病伤于汗出当风，或久伤取冷所致也。

日晡所剧者，阳明之气旺于申酉也。《金匮》云"可与麻黄杏仁薏苡甘草汤”，盖麻黄加术汤是主寒湿，防己黄芪汤是主风湿。此则寒湿风湿合病也，所以此条之后，《金匮》则继之以"风湿，脉浮，身重，汗出恶风，防己黄芪汤主之"一条。盖风湿皆从阳受，其病在外，故脉浮，汗出，身重，由是以黄芪实卫，甘草佐之。防己去湿，白术佐之。然治风湿二邪，独无去风之药，以汗多知风已不留，表虚任风出入乎其间，因之恶风，惟实其卫，正气旺则风自退也。至"服后当如虫行皮中，腰下如冰，后坐被上，又以一被绕腰下，温，令微汗，差"等语，皆有精义，不可忽也。

湿家病，身上疼痛，发热，面黄而喘，头痛鼻塞而烦，其脉大，自能饮食，腹中和无病，病在头中寒湿，故鼻塞，内药鼻中则愈。

湿家必脉沉细，饮食减小，今脉大能食，但头痛鼻塞，正《内经》所谓"因于湿，首如裹"是也。与瓜蒂散内鼻中，取下黄水则愈。

已上中湿例。

太阳中热者，暍也，其人汗出恶寒，身热而渴也。

成注谓"汗出恶风身热不渴者，中风也。汗出恶寒而渴者，中暍也"。然未明其至理，盖此证为时火之气烁其肺金，肺伤则卫气虚，由是汗出，身热恶寒，即《内经》所谓膈消，皆相火伤肺之所致。《金匮》主以白虎加人参汤救肺为主也。

太阳中暍者，发热恶寒，身重而疼痛，其脉弦细芤迟，小便已，洒洒然毛耸，手足逆冷，小有劳，身即热，口开前板齿燥，若发汗则恶寒甚，加温针则发热甚，数下之则淋甚。

发热恶寒，身重而疼，太阳中暍表证也，表证脉当浮，今不能浮，而反弦细芤迟者，明系元气不足，不能鼓动其脉于外，盖弦细者，阳虚也，芤迟者，阴虚也，阴阳俱虚，故不胜劳。小便已，洒然毛耸者，太阳经火气内伏也。手足逆冷者，太阴气弱，不胜时火也。口开前板齿燥者，阳明中暍之本证，亦津液内伤之确征，所以发汗复虚其卫则恶寒甚，温针复损其营则发热甚，下之复伤其阴则淋甚，以夏月阴气在内故也。《灵枢》所谓"阴阳俱不足，补阳则阴竭，补阴则阳亡，惟宜甘药补正以解其热"。东垣制清暑益气汤，深得其旨。然仲景俱言太阳而不言脾肺者，以热邪炽甚，则寒水必致受困耳。

太阳中暍者，身热疼重，而脉微弱，此以夏月伤冷水，水行皮中所致也。

成注谓"脉虚身热，得之伤暑"。然脉微者，暍也，身体疼重者，水也。夏月暑热，以水灌洗而致病，一物瓜蒂汤主之。观仲景论暍，惟出三证，岂偶然哉？举其端，将为后世准绳。一者明其暍中表热，一者言其表里俱虚，此则外邪郁时火而成中暍。若是邪郁时火，比类而推其因，殆有不可胜言，如取凉风者，感雾露者，食生冷者，素有积热者，阴血素虚不胜大热者，宿邪感动①者，处阴湿地者，凡是之类，皆足以郁其时火为中暍之病，或轻或重，或表或里，或虚或实，随证发见。若论其治邪退热，较量权衡，岂一言而尽哉！

按：仲景论暍三条，首言动而得之之病，谓中暍属外因。次言静而得之之病，虽曰中暍，实暑病也，属内因。末言因热伤冷之病，乃中暍之变证，属不内外因，不得以三者混称也。

已上中暍例。

病如桂枝证，头不痛，项不强，寸脉微浮，胸中痞硬，气

---

① 感动：受外界事物的影响而引起反应。

上冲咽喉不得息者，此为胸中有寒也，当吐之，宜瓜蒂散。诸亡血虚家不可与瓜蒂散。

痰饮内动，身必有汗，加以发热恶寒，全似中风，但头不痛，项不强，此非外入之风邪，乃内蕴之寒痰窒塞胸间，宜用瓜蒂散之苦寒，合小豆之利水，香豉之散邪，以快涌膈上之实痰，《内经》所谓"其高者，因而越之"也。诸亡血虚家禁用者，亡血而复用吐，则气亦虚，虚家而复用吐，则损其阴，所以为禁也。

病人手足厥冷，脉乍紧者，邪结在胸中，心下满而烦，饥不能食者，病在胸中，当须吐之，宜瓜蒂散。

手足厥冷，与厥阴之厥深热深相似。其脉乍紧，则有时不紧，殊不似矣。可见痰结在胸中，随气上下，故脉时紧时缓，而烦满不能食也。

此条旧在"厥阴"，而辨不可吐下。复有一条云"病人手足厥冷，脉乍结，以客气在胸中，心下满而烦，欲食不能食者，病在胸中，当吐之"，与此无异。但此云脉乍紧，彼云脉乍结。紧则寒饮结聚，结则痰饮伏匿之脉，皆属瓜蒂散证，不必两存也。然此手足厥逆，亦属寒饮宿病，与厥阴病证何预①哉？

病胸上诸实，胸中郁郁而痛，不能食，欲使人按之，而反有涎唾，下利日十余行，其脉反迟，寸口脉微滑，此可吐之，吐之利则止。

痛不得食，按之反有涎唾者，知有寒痰在胸中也。下利脉迟，寸口微滑者，为膈上实，故吐之，则利自止也。

合三条总见痰证可吐不可汗，合食积、虚烦、脚气四证论

---

① 预：相干。

之，勿指为类伤寒，但指为不可发汗，则其理甚精。盖食积已是胸中阳气不布，更发汗则阳外越，一团阴气用事，愈成危候。虚烦则胃中津液已竭，更发汗则津液尽亡矣。脚气即地气之湿，邪从足先受，正湿家不可发汗之义耳。

已上痰证例。

问曰：人病有宿食，何以别之？师曰：寸口脉浮而大，按之反涩，尺中亦微而涩，故知有宿食，当下之，宜大承气汤。

寸口即气口，《灵枢·经脉》对代人迎而言也。气口脉浮取之大，而按之反涩，尺中亦微而涩，此以胃中营气受伤，所以气口脉虽浮大，而不能滑实，重按反涩也。尺中亦微而涩，以其腐秽已归大肠，肺与大肠为表里，故其脉自应涩也。所谓亦微而涩，亦字从上贯下，言浮大而按之略涩，非涩弱无力之谓。见浮大中按之略涩，方可用大承气下之。设纯见微涩，按之不实，乃属胃气虚寒，冷食停滞之候，又当从枳实理中助胃消导之药矣，岂复为大承气证乎？

此条下，《金匮》有“脉数而滑者，实也，此有宿食，下之愈，宜大承气汤”。数为在府，滑则流利如珠，此为实也。盖宿食在府，有诸中，形之外也。

下利，不欲食者，以有宿食故也，当下之，与大承气汤。

不欲食，非不能食，乃伤食恶食之明征也。

下利，脉反滑，当有所去，下之乃愈，宜大承气汤。

下利恐为阴寒及肠胃虚冷，滑脱不止，今脉见滑实，知为热邪内结，当有所去，不可止遏，宜与大承气攻其实热，腐秽去而利自止耳。

下利三部脉皆平，按之心下硬者，急下之，宜大承气汤。

下利，三部脉皆平，其人元气本强也，且按之心下硬者，为食滞中宫无疑。

下利，脉迟而滑者，内实也，利未欲止当下之，宜大承气汤。

脉迟为阳明结滞之候，迟而不滑，为结未定硬，不可攻也。今迟而滑实，虽自利，亦须下之，下后里气得通，则脉自不滑，亦不迟耳。

病腹中满痛者，此为实也，当下之，宜大承气汤。

腹中痛而不满者，为阴寒。满而不痛者，为虚气。此既满且痛，为实结无疑，急须下之。

宿食在上脘者，当吐之。

宿食本不当吐，以其人素多痰饮，载宿食于上脘，故宜用吐法，其高者，因而越之也。

此条《金匮》多宜瓜蒂散四字，其后又有"脉紧如转索无常者，有宿食也"，"脉紧，头痛，有风寒，腹中有宿食不化也"二条，皆但言宿食，而不言下之者，以其兼见外因之脉证，则当从外因例治矣。

下利差后，至其年月日复发者，以病不尽也，当下之。

此条世本尚有宜大承气汤五字，衍文也，故去之。详未尽之邪，可以留伏经年而发，必系寒邪，寒邪惟可备急丸温下，不应大承气寒下也。设属热邪，必无经年久伏之理。

已上宿食例。

动气在右，不可发汗，发汗则衄而渴，心苦烦，饮即吐水。

动气者，筑筑然气动也。在右者，气动于脐之右也。发汗则动肺气，气虚则不能护卫其血，故妄行而为衄，衄则亡津胃燥，故渴而心中苦烦。若更饮水，伤其肺胃，故饮即吐水也。

动气在左，不可发汗，发汗则头眩，汗不止，筋惕肉𥆧。

发汗汗不止，亡阳外虚，故头眩，筋惕肉瞤也。

动气在上，不可发汗，发汗则气上冲，正在心端。

发汗亡阳，则愈损心气，肾乘心虚，欲上凌心，故气上冲，正在心端也。

动气在下，不可发汗，发汗则无汗，心中大烦，骨节苦疼，目运恶寒，食则反吐，谷不得前。

发汗则无汗者，肾水不足也。心中大烦者，肾虚不能制心火也。骨节疼，目运恶寒，皆为肾病。王太仆[1]云：食入反出，是无火也，当补肾藏真阳为主。

动气在右，不可下，下之则津液内竭，咽燥鼻干，头眩心悸也。

下之伤胃动肺，咽燥鼻干者，津液内竭，而喜引饮也。头眩心悸者，水饮伤肺，心主不宁，而烦悸眩晕也。

动气在左，不可下，下之则腹内拘急，食不下，动气更剧，虽有身热，卧则欲蜷。

腹内拘急，食不下，动气更剧，下之损脾，而肝气复行于脾也。虽有身热，卧则欲蜷者，表热里寒也。

动气在上，不可下，下之则掌握热烦，身上浮冷，热汗自泄，欲得水自灌。

下之掌握热烦，言掌中虽热，而握固不伸也。身上浮冷，热汗自泄，欲得水自灌，表寒里热也。

动气在下，不可下，下之则腹胀满，卒起头眩，食则下清谷，心下痞也。

腹满头眩，下清谷，心下痞，以下之伤脾，肾气则动，肾

---

① 王太仆：即王冰。唐代医家。

邪凌心也。

按：动气本因脾土衰弱，不能约制肾水，水饮凝结而成，虽水乘土位之微邪，而仲景汗下俱禁者，以汗下必先动脾之津液，故东垣每以验脾之盛衰。凡按之牢若痛者，即动气也，动气本属脾疾，四藏中某藏之虚，即乘其部而见之，所以误汗则伤阳，阳伤则邪并于气，故吐衄，呕逆，眩晕，气逆上奔。误下则伤阴，阴伤则虚阳无制，故虽发热而蜷卧，掌握不伸，皆胃气虚寒困惫之候。至于病人素有积聚，连在脐旁，亦曰动气汗下，尤不可犯，通宜理中去术加桂苓为主。以茯苓利水，桂泄奔豚，故宜加用，白术滞气，故去之。然久病脾气衰极而无客邪者，生术以附子制用，亦无妨碍，更须参以所见之证为主治，不必拘《活人书》等方药也。

已上动气例。

问曰：病有霍乱者何？答曰：呕吐而利名霍乱。

霍乱者，三焦混乱，清浊相干，阴阳乖隔，寒热偏胜，以致吐逆泄利，甚则转筋厥逆，而为挥霍撩乱也。

问曰：病发热，头痛，身疼，恶寒，吐利者，此属何病？答曰：此名霍乱，自吐已，又利止，复更发热也。

病发热，头痛，身疼，恶寒，本为外感风寒，内伤生冷，故吐利霍乱，今吐已利止，又复发热，知内邪得泄而外感未除也。即当从清便自调，后身疼痛，急当救表例治之。

霍乱，头痛，发热，身疼痛，热多欲饮水者，五苓散主之。寒多不用水者，理中丸主之。

霍乱，头痛，发热，身疼，外感也，加以欲饮水，热邪入里，故用五苓两解表里。若不用水者，知里有寒邪，故用干姜之辛以温中散邪，参、术、甘草之甘以扶阳益气，甘得辛而不滞，辛得甘而不燥，辛甘合用，以理中气之虚滞，盖吐利并作，当以里证为急也。

若脐上筑者，肾气动也，去术加桂四两。吐多者，去术，加生姜三两。下多者，还用术。悸者，加茯苓二两。渴欲得水者，加术，足前成四两半。腹中痛者，加人参，足前成四两半。寒者，加干姜，足前成四两半。腹满者，去术加附子一枚。服汤后如食顷，饮热粥一升许，微自温，勿发揭衣被。

脐筑，吐逆，腹满，三者俱属气病，以术性壅滞，不利于气，故去之。然下多，虽有筑呕，不妨从权用术以助中土，约制肾邪为要，且下多气已泄甚，纵有筑呕，在所不计也。而悸者但加茯苓，仍不去术，以悸为停水，与气无预，况术得参，同有利水生津之绩，故不去也。其渴欲得水之加术，寒加干姜，呕加生姜，脐上筑加桂，悸加茯苓，皆人所易明。若夫腹满加附，腹痛加参，非讲明有素不知也。盖人身背为阳，腹为阴，所以阳邪内陷则结胸，阴邪内结则腹满，非藉附子雄悍之力，何以破其阴邪之固结乎？而腹中痛者，尤为阴邪无疑。其在太阳木邪凌土，则用小建中汤和其阴分之阳邪，况在阴经者，不温补其阳和之气，何以胜任其阴邪之冲激耶？

霍乱为胃逆，禁犯谷气，犯之则胃逆不复，此言服汤后如食顷，饮热粥一升许，是言服理中汤大法，非指霍乱为言也。

吐利止而身痛不休者，当消息和解其外，宜桂枝汤小和之。

吐利止而身痛不休，外邪未解也。当消息和解其外，言当辨外邪之微甚，制汤剂之大小也。盖吐下骤虚，虽夏月不妨桂枝汤以和其营卫也。

吐利发汗，脉平小烦者，以新虚不胜谷气故也。

霍乱吐利，晬时内不可便与饮食，以胃气逆反故也。即愈后脉平小烦者，尤当节慎饮食，以仓廪①未固，不可便置米谷耳。

已上霍乱例。

大病差后劳复者，枳实栀子豉汤主之。若有宿食者，加大黄如博棋子大五六枚。

劳复乃起居作劳，复生余热之病，方注作女劳复，大谬。女劳复者，自犯伤寒后御女②之大戒，多死少生，岂有反用下泄之理？《太阳下篇》下后身热，或汗吐下后，虚烦无奈，用本汤之苦以吐撤其邪，此非用吐法也，乃加枳实于栀子豉中，以发其微汗，而祛胸中虚热，正《内经》火淫所胜，以苦发之之义。若有宿食留结，急加大黄下夺之，不可稍延，则热持不去，真阴益困矣。观方中用清浆水七升，空煮至四升，然后入药同煮，全是欲其水之熟而趋下，不至上涌耳，所以又云覆令微似汗，精义入神。

伤寒差已后更发热者，小柴胡汤主之。脉浮者以汗解之，脉沉实者以下解之。

差已后更发热，乃余热在内，以热召热也。然余热要当辨其何在，不可泛然③施治，以虚其虚。如在半表半里，则仍用小柴胡汤和解之法。如在表，则仍用汗法。如在里，则仍用下法，即互上条汗用枳实栀子豉微汗之，下用枳实栀子豉加大黄微下之。

大病差后，从腰已下有水气者，牡蛎泽泻散主之。

腰以下有水气者，水渍为肿也。《金匮》曰：腰以下肿，当

---

① 仓廪：储藏米谷之所，此喻指脾胃。
② 御女：与女性发生性关系。
③ 泛然：漫不经心貌。

利小便。此定法矣。乃大病后脾土告困，不能摄水，以致水气泛溢，用牡蛎泽泻散峻攻，何反不顾其虚耶？正因水势未犯身半已上，急驱其水，所全甚大。设用轻剂，则阴水必袭入阳界，驱之无及矣。

大病差后，喜唾，久不了了者，胃上有寒，当以丸药温之，宜理中丸。

身中津液因胃中寒气凝结而成浊唾，久而不清，其人必消瘦索泽①，故不用汤药荡涤，而用丸药缓图也。理中丸乃驱分阴阳，温补脾胃之善药，然仲景差后外邪已尽才用其方，在太阳邪炽之日，不得已合桂枝用之，即更其名曰桂枝人参汤。《金匮》于胸痹证则名之曰人参汤，于此见其立方命名之义矣。

伤寒差后体虚，每有遗热，故禁温补，即间有素禀虚寒及中气寒者，止宜理中丸调理，未尝轻用桂、附也。

伤寒解后，虚羸少气，气逆欲吐者，竹叶石膏汤主之。

身中津液，为热邪所耗，余热不清，必致虚羸少气，难于康复。若更气逆欲吐，是余热复挟津液滋扰，故用竹叶石膏汤以益气清热，散逆气也。

按：此汤即人参白虎去知母而益半夏、麦冬、竹叶也。病后虚烦少气，为余热未尽，故加麦冬、竹叶于人参、甘草之甘温益气药中，以清热生津，加半夏者，痰饮上逆欲呕故也。病后余热与伏气发温不同，故不用知母以伐少阴也。

病人脉已解，而日暮微烦，以病新差，人强与谷，脾胃气尚弱，不能消谷，故令微烦，损谷则愈。

病后食谷微烦，谓之食郁，减食自愈，以胃气新虚，不能

---

① 索泽：皮肤枯涩无华。

胜谷也。即有余热未尽，当静养以俟津回，不治而治也。即不获已用药，须平淡处方，不使药力胜气则可。即如草木凋瘁①，必须时时微润，助其生发，若恣意壅灌，则立槁矣。至于虚而有邪者，又须峻利急攻，稍不尽，邪乘虚内入，不救矣。

伤寒阴阳易之为病，其人身体重，少气，少腹里急，或引阴中拘挛，热上冲胸，头重不欲举，眼中生花，膝胫拘急者，烧裈散主之。

阴阳易之病，注家不明言，乃致后人指为女劳复，大谬。若然，则妇人病新差，与男子交，为男劳复乎？盖病伤寒之人，热毒藏于气血中者，渐从表里解散，惟热毒藏于精髓之中者，无由发泄，故差后与不病之体交接②，男病传不病之女，女病传不病之男，所以名为阴阳易，即交易之义也。其证眼中生花，身重拘急，少腹痛引阴筋，暴受阴毒，又非桂附辛热所能驱，故烧裈裆为散，以其人平昔所出之败浊同气相求。服之小便得利，阴头微肿，阴毒仍从阴窍出耳。

已上差后诸复阴阳易。

---

① 凋瘁：衰败枯萎。
② 交接：行房事；性交。

脉法篇

问曰：脉有阴阳者，何谓也？答曰：凡脉大浮数动滑，此名阳也。脉沉涩弱弦微，此名阴也。凡阴病见阳脉者生，阳病见阴脉者死。

按：弦为少阳脉，此以弦为阴脉者，兼见沉涩微弱而言。阴病见阳脉者生，阳气内复，阴邪外出，欲汗而解也，如厥阴中风，脉浮为欲愈，不浮为未愈是也。阳病见阴脉者死，外显阳证，内伏阴邪，正衰邪胜也，如谵言妄语，脉沉细者死是也。

又按：微为厥阴脉，而传经热邪，亦尺寸俱微，岂热邪至极，而脉反微耶？殊不知伤寒之邪传至厥阴，正气虽已大伤，而邪气亦以向衰，所以不数实而反微也。

问曰：脉有阳结阴结者，何以别之？答曰：其脉浮而数，能食，不大便者，此为实，名曰阳结也，期十七日当剧。其脉沉而迟，不能食，身体重，大便反硬，名曰阴结也，期十四日当剧。

浮数，阳脉也，阳病不大便，当不能食，今反能食，是阳气结而阴不得和也。至十七日传少阴水，水不胜火，故当剧。沉迟，阴脉也，阴病当下利，今反大便硬，是阴气结而阳不得和也。至十四日传阳明土，土不胜水，故当剧。

问曰：病有洒淅恶寒，而复发热者何？答曰：阴脉不足，阳往从之。阳脉不足，阴往乘之。曰：何谓阳不足？答曰：假令寸口脉微，名曰阳不足，阴气上入阳中，则洒淅恶寒也。曰：何谓阴不足？答曰：假令尺脉弱，名曰阴不足，阳气下陷入阴中，则发热也。

洒淅恶寒，而复发热，脉寸微尺弱者，阳虚阴往从之也。少顷发热，则脉必数盛矣。此胜复之常，内伤虚损多此。

阳脉浮阴脉弱者，则血虚，血虚则筋急也。

言寸口浮大，而尺内迟弱也，与太阳中风，阳浮阴弱，同脉异证。彼言风邪伤卫，营弱卫强，此言营血本虚，故其证自区别。然尺中迟弱者，汗下俱禁，究竟本虚也。

其脉沉者，营气微也。其脉浮而汗出如流珠者，卫气衰也。脉霭霭如车盖者，名曰阳结也。脉累累如循长竿者，名曰阴结也。脉瞥瞥如羹上肥者，阳气微也。脉萦萦如蜘蛛丝者，阳气衰也。脉绵绵如泻漆之绝者，亡其血也。

阳结霭霭如车盖，形容浮大而虚。阴结累累如循长竿，体贴指下弦而强直。阳微瞥瞥如羹上肥，仿佛虚濡无力。阳衰萦萦如蜘蛛丝，譬拟沉细欲绝。亡血绵绵如泻漆之绝，描写前大后细之状，皆历历如绘。

此阳结阴结，是言脉法，与前论病证不同，不可牵合。

脉来缓，时一止复来者，名曰结。脉来数，时一止复来者，名曰促。脉阳盛则促，阴盛则结，此皆病脉。脉按之来缓，而时一止复来者，名曰结。又脉来动而中止，更来小数，中有还者反动，名曰结阴也。脉来动而中止，不能自还，因而复动，名曰代阴也，得此脉者，必难治。

结促是有留滞于中，故脉见止歇，力能自还。代脉是阳气衰微，不能自还，杂病见之必死。惟伤寒有心悸脉代者，寒饮停蓄故也。

问曰：翕奄沉，名曰滑，何谓也？师曰：沉为纯阴，翕为正阳，阴阳和合，故令脉滑。关尺自平，阳明脉微沉，食饮自可，少阴脉微滑，滑者，紧之浮名也，此为阴实，其人必股内汗出，阴下湿也。

翕，浮也，奄，忽也，言忽焉而浮，忽焉而沉，故为滑也。

滑本阳实，阴部见阳脉，为阳邪乘阴，故股内汗出。

阴阳相搏，名曰动。阳动则汗出，阴动则发热，形冷恶寒者，此三焦伤也。若数脉见于关上，上下无头尾，如豆大，厥厥动摇者，名曰动也。

按：脉之动者，皆缘阴阳不和，故不能贯通三部。而虚者受邪则动，所以动于寸口为阳动，阳动则汗出，动于尺内为阴动，阴动则发热。如不汗出发热，而反形冷恶寒，此三焦真火受伤也。盖动脉虽多见于关上，然尺寸亦常见之。本文又言若数脉见于关上，若字甚活，是举一隅为例耳。今世以尺寸之动，强饰为滑，殊不知动脉是阴阳相搏，虚者则动，故单见一部滑脉，是邪实有余，多兼见二三部，或两手俱滑。以此辨之，则动滑之虚实判然矣。

阳脉浮大而濡，阴脉浮大而濡，阴脉与阳脉同等者，名曰缓也。

脉虽浮大而软，按之仍不绝者为缓，若按之即无，是虚脉，非缓脉也。

脉浮而紧者，名曰弦也。弦者，状如弓弦，按之不移也。脉紧者，如转索无常也。

浮紧而弦者，少阳脉也。若沉紧而弦，即是里寒阴脉矣。

脉浮而数，浮为风，数为虚，风为热，虚为寒，风虚相搏，则洒淅恶寒也。

脉浮而数，为虚风发热之候，证虽发热，而本属虚寒，是以仍洒淅恶寒，故言数为虚，虚为寒，明所以当用温顺散邪，不可竟①行表散也。

脉浮而滑，浮为阳，滑为实，阳实相搏，其脉数疾，卫气失度，浮滑之脉，数疾发热，汗出不解者，此为难治。

---

① 竟：直接；径直。

浮滑为表实，当汗出而解，今汗出不解，皆缘卫气热极，较常度行之过疾，所以脉反数疾不解。况既汗出伤阴，则营亦受病，是知邪已入府，表里俱热，故难治也。

脉浮而迟，面热赤而战惕者，六七日当汗出而解，反发热者差迟，迟为无阳，不能作汗，其身必痒也。

脉浮而迟，为营气不能外行于卫分，卫中阳虚，不能作汗而差迟，致汗湿留于肌表，而身痒作疮也。

师持脉，病人欠者，无病也。脉之呻者，病也。言迟者，风也。摇头言者，里痛也。行迟者，表强也。坐而伏者，短气也。坐而下一脚者，腰痛也。里实护腹如怀卵物者，心痛也。

师曰：呼吸者，脉之头也。初持脉，来疾去迟，此出疾入迟，名曰内虚外实也。初持脉，来迟去疾，此出迟入疾，名曰内实外虚也。

初持脉，来疾去迟，言自尺内至于寸口，为心肺盛而肝肾虚。此出疾入迟，言自筋骨出于皮肤，以脉盛于表，故曰内虚外实。初持脉，来迟去疾，言自寸口下于尺内，为心肺虚而肝肾旺。此出迟入疾，言自皮肤入于筋骨，以脉盛于内，故曰内实外虚。

假令脉来微去大，病在里也。脉来头小本大，病在表也。上微头小者则汗出，下微本大者则为关格不通，不得尿。头无汗者可治，有汗者死。

脉来微去大者，言浮取则微，沉取则大，为病在里也。脉来头小本大者，言脉初来小，取之渐渐大，为病在表也。上微头小者，言浮取之微，而前小后大，为表气不固而自汗也。下微本大者，言沉取之微，而按久益大，为里邪拒閟①而关格不

---

① 閟（bì 必）：窒塞不通。

通。头无汗者，乃邪入膀胱，阳气未脱，犹可治也。盖伤寒暴病，非杂证津液久虚之比。

假令下利，寸口关上尺中悉不见脉，然尺中时一小见，脉再举头者，肾气也。若见损脉来至，为难治。

三部俱伏，而尺中时见小滑一二至，此为阴中伏阳也。若寸口略见短小一二至，尺中绝不至者，为损脉，见之必难治也。

问曰：曾为人所难，紧脉从何而来？师曰：假令亡汗若吐，以肺里寒，故令脉紧也。假令咳者，坐饮冷水，故令脉紧也。假令下利，以胃中虚冷，故令脉紧也。

紧脉皆为寒，寒邪在表则浮紧，在里则沉紧，此言吐下后脉紧，为肺胃受伤，若更兼咳及利，又为水饮内伏之候，当以辛温散水为务也。

寸口脉浮为在表，沉为在里，数为在府，迟为在藏。假令脉迟，此为在藏也。

此以浮沉迟数定表里藏府，而全重于迟为在藏句，故重申以明之。设脉见浮迟，虽有表证，只宜小建中和之，终非麻黄、青龙所宜，以藏气本虚故也。

凡言寸口，统三部而言，《针经》以寸口、人迎分别藏、府也。

问曰：何以知乘府？何以知乘藏？师曰：诸阳浮数为乘府，诸阴迟涩为乘藏也。

寸口脉弱而迟，弱者卫气微，迟者营中寒，营为血，血寒则发热，卫为气，气微者心内饥，饥而虚满不能食也。

寸口脉弱，为真阳气微，则肾中阴火挟痰饮而聚于膈上，故心悬悬①若饥状，而虚满不能食也。至于寸口迟为营中寒，

---

① 悬悬：没有着落；空空。

营为血之本，血寒而反发热，其义何居？盖寸口脉迟，其阳必陷于阴分，尺中紧盛更不待言，所以为发热也。

寸口脉弱而缓，弱者阳气不足，缓者胃气有余，噫而吞酸，食卒不下，气填于膈上也。

噫而吞酸，是胃中虚火挟痰饮上逆，非坠痰降逆之药不足以镇之。此言暴病，与老人之胃虚痰逆噫气不同。

寸口脉微而涩，微者，卫气不行，涩者，营气不足，营卫不能相将，三焦无所仰，身体痹不仁，营气不足则烦疼，口难言，卫气虚则恶寒数欠，三焦不归其部。上焦不归者，噫而酢吞，中焦不归者，不能消谷引食，下焦不归者，则遗溺。酢、醋同。

三焦因营卫不行，无所依仰，故气不归其部。上焦不归，则物不能传化，故噫而醋吞。中焦不归，则不能腐熟水谷。下焦不归，则不能约制溲便也。

寸口脉微而涩，微者，卫气衰，涩者，营气不足。卫气衰，面色黄，营气不足，面色青。营为根，卫为叶，营卫俱微，则根叶枯槁，而寒栗咳逆，唾腥吐涎沫也。

咳逆而唾腥吐涎沫，阴虚火炎可知也，加以寒栗，则卫虚不能外护，又可知矣。以脉见寸口，故其证悉在上部耳。

少阴脉弱而涩，弱者微烦，涩者厥逆。

气虚则脉弱而烦，血虚则脉涩而厥。

趺阳脉浮而涩，少阴脉如经也，其病在脾，法当下利，何以知之？若脉浮大者，气实血虚也，今趺阳脉浮而涩，故知脾气不足，胃气虚也。以少阴脉弦而浮，才见此为调脉，故称如经也。若反滑而数者，故知当屎脓也。

趺阳脉浮涩，为脾胃不足，故当下利，此易明也。至少阴脉弦而浮，称为调和如经之脉，此必有说焉。盖伤寒热传少阴，仍得弦浮阳脉为轻，若见沉迟，则为少阴病脉矣。夫所谓弦者，少阳生发之气也。浮者，太阳表证之脉也。虽证见少阴，而少阴病脉不见，不失经常①之度，故为调脉。若见滑数，则为邪热内盛，必挟热便脓血也。

凡言趺阳，皆当推之气口，少阴皆当验于尺部，若必候诸于足，在妇人殊为未便，握手不及足之讥所不辞也。

趺阳脉迟而缓，胃气如经也。趺阳脉浮而数，浮则伤胃，数则动脾，此非本病，医误下之所为也。营卫内陷，其数先微，脉反但浮，其人必大便硬，气噫而除，何以言之？本以数脉动脾，其数先微，故知脾气不治，大便硬，气噫而除。今脉反浮，其数改微，邪气独留，心中则饥，邪热不杀谷，潮热发渴，数脉当迟缓，脉因前后度数如法，病者则饥，数脉不时，而生恶疮也。

趺阳胃脉，以迟缓为经常②，不当浮数。若见浮数，知医误下而伤胃动脾也。营卫环转之气，以误下而内陷，其数脉必先改为微，而脾气不治，大便硬，气噫而除，此皆邪客于脾所致。邪热独留，心下虽饥，复不杀谷，抑且③潮热发渴，未有愈期，必数脉之先微者，仍迟缓如其经常，始饥而消谷也。若数脉从前不改，则邪热未陷于脾，但郁于营卫，主生恶疮而已。

诸脉浮数，当发热而洒淅恶寒，若有痛处，饮食如常者，畜积有脓也。

脉浮数而恶寒，知表邪不散而为热，今饮食如常，为里邪

---

① 经常：常道；常法。
② 经常：正常。
③ 抑且：同德堂本作"抑或"。清康熙重刻本作"抑言"。

已去。若有燉肿，为热壅经络。若无肿处，必邪留藏府，随内外而发痈脓也。

脉浮而大，浮为风虚，大为气强，风气相搏，必成瘾疹，身体为痒，痒者名泄风，久久为痂癞。

脉浮大，为邪气在表，表邪本当即解，今相持不散，必是汗出泄风之故，当发瘾疹身痒而生疮疥也。

趺阳脉浮而芤，浮者，卫气衰，芤者，营气伤，其身体瘦，肌肉甲错，浮芤相搏，宗气衰微，四属断绝。

身体瘦削，宗气衰微，胃气虚寒，不能荣养四末可知，加以肌肉结硬，皮肤皱驳①，故为甲错，必内有蓄积将发痈脓之兆也。

趺阳脉滑而紧，滑者胃气实，紧者脾气强，持实击强，痛还自伤，以手把刃，坐作疮也。

此言胃受有形而实，脾为热盛而强，藏府相并为患而痛，故言以实击强。治当量其虚实，虚则消导，实则攻下可也。

趺阳脉大而紧者，当即下利，为难治。

趺阳脉紧，为寒邪伤胃，故必下利，下利脉大为邪盛，故难治也。

趺阳脉沉而数，沉为实，数消谷，紧者病难治。

沉数者，热伏于内，故易已。沉紧为寒伏于内，故难治也。

趺阳脉微而紧，紧则为寒，微则为虚，微紧相搏，则为短气。

胃中虚寒，则阳气郁伏不伸，故短气。

趺阳脉紧而浮，浮为虚，紧为寒，浮为腹满，紧为绞痛，

① 皱驳（cūnbó 村伯）：皮肤干裂。

浮紧相搏，肠鸣而转，转则气动，膈气乃下，少阴脉不出，其阴肿大而虚也。

膈中之水气，因火击动，所以肠鸣转而下泄，则脾胃虚寒可知。若少阴脉不至，则下焦虚寒，不能运行水气，必致留结阴分而为阴肿虚大也。

跌阳脉浮，浮则为虚，浮虚相搏，故令气噎，言胃气虚竭也。脉滑则为哕，此为医咎，责虚取实，守空迫血，脉浮，鼻中燥者，必衄也。

脉滑为哕者，胃虚不能散水，水结中焦，逼虚火上逆，故为哕也。脉浮必衄者，浮为表邪不散，邪郁上焦，必迫血上行而为衄也。胃气素虚之人，误施辛温发散，则虚阳将欲外亡，所以脉浮，鼻燥，皆缘责虚取实之故也。此与误发少阴汗者，同科①而减等，少阴少血，动其血则下厥上竭而难治，阳明多血，但酿患未已耳。

寸口脉浮大，而医反下之，此为大逆。浮则无血，大则为寒，寒气相搏，则为肠鸣，医乃不知，而反饮冷水，令大汗出，水得寒气，冷必相搏，其人则噎。

寸口脉浮为表邪，而反下之为逆矣，以其人阳气下陷，故不为痞结，而但肠鸣，即当将差就错，内和其气，而反与之水寒其胃，致水气相搏，且夹带浊饮，上干清气，故令噎也。

胡其章②曰：大则为寒，寒字当作邪字看。

寸口脉微而缓。微者，卫气疏，疏则其肤空，缓者，胃气实，实则谷消而水化也。谷入于胃，脉道乃行，水入于经，其血乃成，营盛则其肤必疏，三焦绝经，名曰血崩。

---

① 同科：同等。
② 胡其章：即胡周蕙。

此言卫虚营盛，气衰血热，三焦之火失其常度，并热于守经之血而妄行，故为崩下不止耳。

寸口诸微亡阳，诸涩亡血，诸弱发热，诸紧为寒，诸乘寒者则为厥，郁冒不仁，以胃无谷气，脾涩不通，口急不能言，战而栗也。

口急不能言，是脾藏血少，不能上通于心气也。

寸口脉微，尺脉紧，其人虚损多汗，知阴常在，绝不见阳也。

阳微阴胜，加之多汗，阳气愈虚也。

少阴脉不至，肾气微，少精血，奔气促迫，上入胸膈，宗气反聚，血结心下，阳气退下，热归阴股，与阴相动，令身不仁，此为尸厥，当刺期门、巨阙。

肾中真阳之气不能统于周身，则阴气上迫于阳位，所以宗气郁聚，血结心下，阳气因而不伸，陷入至阴之地，周身有阴无阳，遂至不仁而厥也。治当刺期门以下结血，刺巨阙以行宗气，宗气布而阳气自复，厥自退矣。

寸口脉浮而大，浮为虚，大为实，在尺为关，在寸为格，关则不得小便，格则吐逆。

趺阳脉伏而涩，伏则吐逆，水谷不化，涩则食不得入，名曰关格。

上条以脉之虚大倍常为关格，见于尺部为关，见于寸口为格，故知凡言寸口皆统三部而言也。

下条以关部伏涩异常为关格，盖伏则气滞，涩则血寒也。上条乃正衰邪实，不治之证，下条是寒邪阃拒，可治之证，不可不察。

趺阳脉不出，脾不上下，身冷肤硬。

身冷者，胃气不温，肤硬者，营血不濡。以营卫气衰，故趺阳脉不出，脾不上下，竟成藏厥之证也。

寸脉下不至关为阳绝，尺脉上不至关为阴绝，此皆不治。

关为阴阳之交界，关上脉绝则阴阳离决，故不治。

寸口脉阴阳俱紧者，法当清邪中于上焦，浊邪中于下焦。阴中于邪，必内栗也，表气微虚，里气不守，故使邪中于阴也。阳中于邪，必发热，头痛，项强，胫挛，腰痛，胫酸，所谓阳中雾露之气，故曰清邪中上。浊邪中下，阴气为栗，足膝逆冷，便溺妄出，表气微虚，里气微急，三焦相混，内外不通，上焦怫郁，藏气相熏，口烂食龈也。中焦不治，胃气上冲，脾气不转，胃中为浊，营卫不通，血凝不流。若卫气前通者，小便赤黄，与热相搏，因热作使，游于经络，出入藏府，热气所过，则为痈脓。若阴气前通者，阳气厥微，阴无所使，客气内入，嚏而出之，声嗢咽塞，寒厥相逐，为热所拥，血凝自下，状如豚肝，阴阳俱厥，脾气孤弱，五液注下，下焦不阖，清便下重，令便数难，脐筑湫痛，命将难全。龈音银，嗢音鹘。

此下五条俱论阴阳错杂之邪。所谓"三焦相混，内外不通"，为时行疫疠之总诀。而伤寒坏证，温热夹阴，亦往往有内外合邪者。此条言寸口脉阴阳俱紧者，邪气乘虚初犯中焦，内外受伤，未变为实也。寸脉浮而紧者，清阳雾露之气伤于阳，故曰清邪中于上焦。尺脉沉而紧者，浊阴寒湿之邪伤于阴，故曰浊邪中于下焦。清邪中上，则发热，头痛，项强，胫挛等证，皆是外感表证。浊邪中下，则阴气为栗，言身不战而但心惕惕然①内栗，足膝逆冷等证，皆邪客阴经之证。今表气微虚，则

_____

① 惕惕然：惊恐不安心绪不宁貌。

阳气内入，里气微急，则阴邪上逆，由是三焦混乱，内外不通矣。郁于上焦，则龈伤不能啮①物，中焦不治，则不能运行水谷，营卫不通而血凝不流。若阳气前通，膀胱之邪欲散，故小便赤黄，邪热游溢经络，则为痈脓也。设阴气前通者，则阳气厥微，不能卫外，寒气内客于肺，嚏而出之。以寒气客于肺，故声嗢咽塞，言声塞不能出也。寒者，外邪也，厥者，内邪也，内外之邪，合并相逐，为热所拥，则血凝自下也。阴阳俱厥者，言脾胃之气不相顺接，胃中阳气不行，不能敷布中外，故四肢逆冷，脾中阴气孤弱，不能约制下焦，故五液注下，圊便频数，下重而难也。脐为生气之源，脐筑湫痛，则生气欲绝，盖邪气伤犯中焦，清浊相混，三焦俱病，汗下两难，治稍失时，则变证百出矣。

脉阴阳俱紧者，口中气出，唇口干燥，蜷卧足冷，鼻中涕出，舌上苔滑，勿妄治也。到七日已来，其人微发热，手足温者，此为欲解。若到八日已上，反大发热者，此为难治。设使恶寒者，必欲呕也，腹内痛者，必欲利也。

此脉此证，表里阴阳混淆未的，疑似之间慎勿妄投药饵，徐而俟之。若七日之外，当解之候，微热，手足温，则为邪气解而自愈矣。若致八日已上，当解不解，反大发热，此为逆证，不可治也。然仲景止言难治，非直不治也，故下文言设寸脉浮紧恶寒者，必呕，清阳雾露之邪，溢上焦也。尺脉沉紧而腹痛者，必利，浊阴寒湿之邪走下焦也。邪气既得上下消散，即可从其势而治之矣。

脉阴阳俱紧，至于吐利，其脉独不解，紧去人安，此为欲

① 啮（niè 聂）：咬。

解。若脉迟，至六七日不欲食，此为晚发，水停故也，为未解，食自可者为欲解。

脉阴阳俱紧，内外皆邪，至吐利后邪气已泄，脉紧当去也。若吐利后，紧独不解，反不欲食，此为脾胃气虚，水饮停蓄，为晚发变证也。若到七日，脉紧渐退，人安能食，方为欲解。

伤寒，脉阴阳俱紧，恶寒发热，则脉欲厥。厥者，脉初来大，渐渐小，更来渐渐大，是其候也。恶寒甚者，翕翕汗出，喉中痛。热多者，目赤脉多，睛不慧。医复发之，咽中则伤，若复下之，则两目闭。寒多者，便清谷，热多者，便脓血。若熏之，则身发黄，若熨之，则咽燥，若小便利者，可救之，小便难者，为危殆。

脉来厥者，如厥逆之寒热交胜也。初来大者，为邪气鼓动。渐渐小，为正气受伤。更来渐渐大，为邪气复进也。盖缘其人正气本虚，不能主持①，随邪气进退，故其脉亦随邪气进退，是以忽大忽小。《经》云"不大不小，虽困可治。其有大小者，为难治"是也。恶寒甚者，则发热翕翕汗出，喉中痛，以少阴之脉循喉咙故也。热多者，太阳多也，目赤脉多，睛不慧，以太阳之脉起于目故也。发汗攻阳，则少阴之热因发而上行，故咽中伤。若复下之，则太阳之邪因虚而内陷，故两目闭，阴邪下行为寒多，必便清谷。阳邪下行为热多，必便脓血。熏之则火热伤表，身必发黄。熨之则火邪内逼，必为咽燥。小便利者，津液未竭，犹可救之。小便难者，津液已绝，为危殆也。

伤寒发热，口中勃勃气出，头痛，目黄，衄不可制，贪水者必呕，恶水者厥。若下之，咽中生疮，假令手足温者，必下

---

① 主持：坚持；维系。

重便脓血。头痛目黄者，若下之，则两目闭。贪水者，下之其脉必厥，其声嘤，咽喉塞，若发汗则战栗，阴阳俱虚。恶水者，若下之，则里冷，不嗜食，大便完谷出，若发汗，则口中伤，舌上白苔，烦燥，脉数实，不大便六七日，后必便血，若发汗，则小便自利也。

发热，口中勃勃气出，邪气变热，冲于膈上也。头痛目黄，衄不可制者，热郁于经也。贪水者为无阴，邪气并于上焦，故必呕。恶水者为无阳，邪气并于下焦，故厥逆也。若下之，里虚热结，必咽痛，厥逆。假令手足不厥，则热邪下行而协热利也。若头痛目黄者，为邪在太阳，下之热气内伏，则目闭也，贪水者，热在上焦，下之伤阴，必脉厥，声嘤，咽喉闭塞，汗之伤阳，则阴阳俱虚而战栗。恶水者，为阳虚，下之则里冷，不食，完谷不化，汗之虚阳上乘，口伤，舌上白苔，烦燥。若目黄，漱水，不大便者，六七日后必便血。若发其汗，则小便当不利，今反自利者，太阳之瘀热结于膀胱，而小便偏渗也。瘀血为阴邪，虽有如狂实证，而不能消耗津液，故小便自利耳。

下之其三字，从《玉函经》① 增入。

脉濡而弱，弱反在关，濡反在巅，弦反在上，微反在下。弦为阳运，微为阴寒，上实下虚，意欲得温，微弦为虚，不可发汗，发汗则寒栗，不能自还。咳者则剧，数吐涎沫，咽中必干，小便不利，心中饥烦，晬时而发，其形似疟，有寒无热，虚而寒栗，咳而发汗，蜷而苦满，腹中复坚。

脉濡而弱，弱反在关，濡反在巅，弦反在上，微反在下。弦为阳运，微为阴寒，上实下虚，意欲得温，微弦为虚，虚者，

① 玉函经：即《金匮玉函经》，东汉张仲景撰。与《伤寒论》同体而别名。

卷 下 ｜ 一五九

不可下也。微则为咳，咳则吐涎，下之则咳止而利因不休，利不休，则胸中如虫啮，粥入则出，小便不利，两胁拘急，喘息为难，颈背相引，臂则不仁，极寒反汗出，身冷若冰，眼睛不慧，语言不休，而谷气多入，此为除中，口虽欲言，舌不能前。

此二条言尺中微弱者，不可汗下也，观其意欲得温一语，可以灼见病情。上条言寸口微见弦脉而咳剧吐涎等证，知为胃气本虚而挟寒饮，速宜温养中土。误发汗则胃中阳气愈伤，客邪固结愈甚，或因咳而复汗之，遂至蜷而苦满，腹中复坚，皆阴邪水饮否塞之象也。下条言寸口微见弦脉而咳吐涎沫等证，仍为胃气本虚，亦宜培理中土，若误吐①之，下利不止，胃中空虚，而反暴食，为除中，少阴虚寒而反冷汗，为外脱，及口虽欲言，舌萎不能前等死证欻②起，较上条证更剧，以下更甚于汗也。

脉濡而弱，弱反在关，濡反在巅，微反在上，涩反在下。微则阳气不足，涩则无血，阳气反微，中风汗出，而反躁烦，涩则无血，厥而且寒，阳微发汗，躁不得眠。

脉濡而弱，弱反在关，濡反在巅，微反在上，涩反在下。微则阳气不足，涩则无血，阳气反微，中风汗出，而反躁烦，涩则无血，厥而且寒，阳微不可下，下之则心下痞硬。

此二条言尺中脉涩者，不可汗下也。阳微阴涩，气血两亏，而关上脉复弱，胃土亦衰，所以汗下俱禁也。阳微复用阳药发汗，则阳气转伤，必躁不得眠。阳微而用阴药攻下，则阳气内陷，必心下痞硬也。

---

① 吐：原缺。据文化本补。
② 欻（xū 须）：迅速。

脉濡而弱，弱反在关，濡反在巅，浮反在上，数反在下。浮为阳虚，数为亡血，浮为虚，数为热，浮为虚，自汗出而恶寒，数为痛，振寒而栗，微弱在关，胸下为急，喘汗而不得呼吸，呼吸之中，痛在于胁，振寒相搏，形如疟状，医反下之，故令脉数，发热，狂走见鬼，心下为痞，小便淋沥，小腹甚硬，小便则尿血也。

寸口浮濡，而关弱尺数者，以其人阳气本虚，虚阳陷于阴分也。若误下伤血，必致狂走，痞满，尿血耳。

脉濡而紧，濡则阳气微，紧则营中寒。阳微卫中风，发热而恶寒。营紧胃气冷，微呕心内烦。医为有大热，解肌而发汗。亡阳虚烦躁，心下苦痞坚。表里俱虚竭，卒起而头眩。客热在皮肤，怅怏不得眠。不知胃气冷，紧寒在关元。技巧无所施，汲水灌其身。客热应时罢，栗栗而振寒。重被而覆之，汗出而冒巅。体惕而又振，小便为微难。寒气因水发，清谷不容间。呕变反肠出，颠倒不得安。手足为微逆，身冷而内烦。迟欲从后救，安可复追还？

此见脉濡而紧者，为阳气微，营中寒。阳微卫中风，外则发热恶寒。营紧胃中冷，内则微呕心烦。医不知其外热内冷，以为大热而从汗解之，则表里俱虚，客热浅在皮肤，紧寒深在关元，犹汲水灌其客热，致寒证四出，不可复救也。

脉浮而大，浮为气实，大为血虚，血虚为无阴，孤阳独下阴部者，小便当赤而难，胞中当虚，今反小便利而大汗出，法应卫家当微，今反更实，津液四射，营竭血尽，干烦而不得眠，血薄肉消，而成暴液，医复以毒药攻其胃，此为重虚，客阳去有期，必下如污泥而死。

脉浮而大，气实血虚，虽偏之为害，亦人所常有也，若此者，阴部当见不足，今反小便利，大汗出，外示有余，殊非细故。设卫气之实者，因得汗利而脉转微弱，藉是与营无忤，庶可安全，若卫分之脉，较前更加坚实，则阳强于外，阴必消亡于内。所谓小便利大汗出者，乃津液四射之征，势必营竭血尽，干烦不眠，血薄肉消，而成暴液下注之证。此际安其胃，固其液，调和强阳，收拾残阴，岌岌①不及，况复以毒药攻其胃，转增奔迫之势而蹈重虚之戒，令客阳亦去，下血如污泥而死哉！

师曰：病人脉微而涩者，此为医所病也。大发其汗，又数大下之，其人亡血，病当恶寒，后乃发热无休止时。夏月盛热，欲着复衣，冬月盛寒，欲裸其身。所以然者，阳微则恶寒，阴弱则发热，此医发其汗，令阳气微，又大下之，令阴气弱。五月之时，阳气在表，胃中虚冷，以阳气内微，不能胜冷，故欲着复衣。十一月之时，阳气在里，胃中烦热，以阴气内弱，不能胜热，故欲裸其身。又阴脉迟涩，故知亡血也。

王肯堂②曰：大发其汗，伤阳也，宜其脉微而恶寒。又数大下之，伤阴也，宜其脉涩而发热。阴阳两伤，则气血俱损，而首末独言亡血者，何也？曰：下之亡阴不必言，汗亦血类故也。内虚之人，夏月阳气在表，则内无阳也，故不胜其寒。冬月阳气在里，里阴既虚，不能当邪气之灼烁，故不胜其热。然诸脉弦细而涩，按之无力者，往往恶寒，苦振栗不止，或时发躁，蒸蒸而热，如坐甑③中，必得去衣居寒处，或饮寒水，则便如故，其振寒复至，非必遇夏乃寒，遇冬乃热也。此但言其

---

① 岌岌（jí 及）：危险貌。

② 王肯堂：明代医家，字宇泰，别号损庵。辑《古今医统正脉全书》等书。

③ 甑（zèng 赠）：古代蒸饭的一种瓦器。

伤寒缵论

一六二

例，论其理耳。

立夏得洪大脉，是其本位。其人病身体苦疼重者，须发其汗。若明日身不疼不重者，不须发汗。若汗濈濈自出者，明日便解矣。何以言之？立夏得洪大脉，是其时脉，故使然也，四时仿此。

立夏得洪大脉，是温病之本脉。若其人苦疼重，乃热郁肌表，未得发越之故，须以辛凉苦寒药泄其郁热，乃伏气发汗之正法也。若明日身不疼重，则营卫自和，濈然汗出自解，无藉于药矣。

脉盛身寒，得之伤寒。脉虚身热，得之伤暑。

寒伤形，故脉盛，身寒而后周身发热。暑伤气，故脉虚身热而独背微恶寒。

问曰：病有战而汗出，因得解者，何也？答曰：脉浮而紧，按之反芤，此为本虚，故当战而汗出也。其人本虚，是以发战，以脉浮，故当汗出而解也。

问曰：病有不战而汗出解者，何也？答曰：脉大而浮数，故知不战汗出而解也。若脉浮而数，按之不芤，此人本不虚，若欲自解，但汗出耳，不发战也。

问曰：病有不战不汗出而解者，何也？答曰：其脉自微，此以曾经发汗，若吐，若下，若亡血，以内无津液，此阴阳自和，必自愈，故不战不汗出而解也。

问曰：伤寒三日，脉浮数而微，病人身凉和者，何也？答曰：此为欲解也。解以夜半，脉浮而解者，濈然汗出也。脉数而解者，必欲食也。脉微而解者，必大汗出也。

上言脉微，故不战汗出而解，此言脉微而解者，必大汗出。二说相左，何耶？然上以曾经吐下亡血，邪正俱衰，不能作汗而解，此以未经汗下，血气未伤，邪正俱盛，故必大战作汗而解，不相左也。东垣云：战而汗出解者，太阳也。不战有汗而解者，阳明也。不战无汗而解者，少阳也。若先曾汗下，必不尔矣。

问曰：脉病欲知愈未愈者，何以别之？答曰：寸口、关上、尺中三处，大小、浮沉、迟数同等。虽有寒热不解者，此脉阴阳为和平，虽剧当愈。

病六七日，手足三部脉皆至，大烦而口噤不能言，其人躁扰者，必欲解也。

手足三部脉皆至，言三部大小同等也。今人但知六七日欲作战汗，脉伏，不知三部脉皆实，而烦躁口噤，亦是作汗之兆，故仲景重申此义以明之。

若脉和，其人大烦，目重，睑①内际黄者，此为欲解也。

大烦，目重，睑内际黄而脉和者，中央之色见于正位，湿热得以外散也。

病人苦发热，身体疼。病人自卧，师到诊其脉，沉而迟者，知其差也。何以知之？表有病者，脉当浮大，今脉反沉迟，故知愈也。

本发热身疼，今热退静卧而脉沉迟，故知邪散，病不传也。设表证误服下药，而脉变沉迟，又为结胸入里之候也。

假令病人云腹内卒痛。病人自坐，师到，脉之浮而大者，知其差也。何以知之？若里有病者，脉当沉而细，今反浮大，故知愈也。

腹中有寒，故痛，所以脉当沉细，今脉变浮大，知阴退阳

伤寒缵论

---

① 睑：原作"脸"，据文义改。

复，故为愈也。设卒痛便见浮大，又为脉不应证矣。

师曰：病家人来请，云病人发热烦极。明日师到，病人向壁卧，此热已去也。设令脉不和，处言已愈。

热退身凉而安静，虽脉不和，为邪退未久，故尚末平复，不当以脉病人安例之。

问曰：凡病，欲知何时得，何时愈？答曰：假令夜半得病，明日日中愈。日中得病，夜半愈。何以言之？日中得病夜半愈者，以阳得阴则解也。夜半得病明日日中愈者，以阴得阳则解也。

问曰：脉有灾怪，何谓也？师曰：假令人病，脉得太阳，与形证相应，因为作汤，比还送汤，如食顷，病人乃大吐。若下利，腹中痛。师曰：我前来不见此证，今乃变异，是名灾怪。又问曰：何缘作此吐利？答曰：或有旧时服药，今乃发作，故名灾怪耳。

脉浮而洪，身汗如油，喘而不休，水浆不下，形体不仁，乍静乍乱，此为命绝也。又未知何藏先受其灾？若汗出发润，喘不休者，此为肺先绝也。阳反独留，形体如烟熏，直视摇头者，此心绝也。唇吻反青，四肢絷习者，此为肝绝也。环口黧黑，柔汗发黄者，此脾绝也。溲便遗失，狂言，目反直视者，此为肾绝也。

阳反独留，孤阳亢极，阴气先竭也。四肢絷习，振掉①不宁也。柔汗，冷汗也。

按：五藏绝证，有因贼邪胜克而死者，有本藏之邪亢极而死者，有子气过逆母气告竭而死者，有本藏之气衰绝而死者，有藏府俱绝而

———

① 振掉：摇动。

死者，不可一概论也。

又未知何藏阴阳前绝？若阳气前绝，阴气后竭者，其人死，身色必青。阴气前绝，阳气后竭者，其人死，身色必赤，腋下温，心下热也。

伤寒，咳逆上气，其脉散者，死，谓其形损故也。脉阴阳俱盛，大汗出不解者，死。脉阴阳俱虚，热不止者，死。脉至乍疏乍数者，死。脉至如转索者，其日死。谵言妄语，身微热，脉浮大，手足温者，生。逆冷，脉沉细者，不过一日死矣。

伤寒，咳逆上气，肺病也。脉毛甚则散，肺绝之脉也。阴阳俱盛，大汗出不解，阴阳交也。阴阳俱虚，热不止，津液竭也。乍疏乍数者死，其有大小者为难治也。脉至如转索者，其日死，纯是邪脉，正气不能为主也。谵妄，身微热，而手足温，证脉相应，故主生。谵妄，身大热，而手足冷，证脉相反，故主死也。

伤寒例

《阴阳大论》①云：春气温和，夏气暑热，秋气清凉，冬气冷冽，此则四时正气之序也。冬时严寒，万类深藏，君子固密，则不伤于寒。触冒之者，乃名伤寒耳。其伤于四时之气，皆能为病，以伤寒为最者，以其最成杀厉之气也。中而即病者，名曰伤寒，不即病者，寒毒藏于肌肤，至春变为温病，至夏变为热病，热病者，热极重于温也。是以辛苦之人，春夏多温热病，皆由冬时触寒所致，非时行之气也。

寒毒藏于肌肤，至春变为温病，藏于骨髓，至夏变为热病，不言藏于骨髓者，脱简也。

《内经》云：冬伤于寒，春必温病。又云：逆冬气则少阴不藏，肾气独沉。言冬时寒暖不均，和暖之际，人之腠理不固，忽然严寒骤至，郁闭其不正之气于内，当是之时，少阴之经脉流行于外，是不能退藏于密，势不得不受其邪。然肾藏之真阳沉伏于内，自不受邪，所受邪者，少阴之经耳，故真阳充满之人，邪气不能为害，即使受邪，气行则已。惟是不藏精之人，先逆冬月蛰藏之令，故邪气得以袭入经脉、骨髓，乃至春夏温热之气内动而发为温热也。李明之②曰：冬伤于寒，冬行春令也。当冬而温，火胜而水亏矣。水既已亏，则所胜妄行，土有余也，火土合德③，故为温病。所以不病于冬而病于春者，以其寒水居卯④之分，方得其权。大寒之令复行于春，腠理开泄，

---

① 阴阳大论：古代医学经典之一，已佚。
② 李明之：即李杲。
③ 火土合德：心与脾功能协调。
④ 卯：此处指农历二月。

少阴不藏，房室之劳伤，辛苦之人，阳气泄于外，肾水亏于内。木当发生，阳已外泄，孰为鼓舞？肾水内竭，孰为滋养？此两者同病，生化之源既绝，木何赖以生乎？身之所存者，热也，时强木长，故为温病。

凡时行者，春时应暖而复大寒，夏时应大热而反大凉，秋时应凉而反大热，冬时应寒而反大温，此非其时而有其气，是以一岁之中，长幼之病多相似者，此则时行之气也。

伤寒是感天时肃杀之气，以寒犯寒，必先寒水。时行是感湿土郁蒸之气，以湿犯湿，必先湿土。阳明为营卫之原，始病则营卫俱病，经络无分，三焦相混，内外不通，所以其病即发而暴，非比伤寒以次传经而入也。盖地为污秽浊恶之总归，平时无所不受，适当天时不正之极，则平时所受浊恶之气，亦必乘时迅发。或冬时过暖，肃杀之令不行，至春反大寒冷。或盛夏湿热，污秽之气交蒸，忽然热极生风，而人汗孔闭拒，毒邪不得发泄而为病，病则老幼无分，此即时行之气也。

从霜降以后，至春分以前，凡有触冒霜露，体虚中寒即病者，谓之伤寒也。

言非体虚，即有风寒，莫之能害。

其冬有非节之暖，名曰冬温。冬温之毒，与伤寒大异，亦有轻重，为治不同。

冬温者，时当大寒，而反大温，东风时至，则肌腠疏豁，忽然大寒，而衣袂①单薄，寒郁其邪，其病即发者为冬温，以其所感非时温气，故言与伤寒大异。若不即发，藏于皮肤，则

① 衣袂（mèi 妹）：衣衫。

入伤血脉，至春发为温病。藏于经络，则入伤骨髓，至夏发为热病矣。

从立冬节候，其中无暴大寒，又不冰雪，而有人壮热为病者，此属春时阳气发于冬时，伏寒变为温病。

春时阳气发于冬时，未至而至也。伏寒变为温病，言非时不正之温气又为外寒所伏，至春而发为温病也。

从春分以后，至秋分节前，天有暴寒者，皆为时行寒疫也。其病与温及热病相似，但治有殊耳。

此言非时暴寒之证，虽与温热相似，而源委迥殊。以伏气自内发外，必用苦寒内夺，暴寒从外感冒，合用辛甘外解，故治有不同耳。

凡伤于寒，则为病热，热虽盛不死。若两感于寒而病者，必死。

尺寸俱浮者，太阳受病也，当一二日发。以其脉上连风府，故头项痛，腰脊强。

尺寸俱长者，阳明受病也，当二三日发。以其脉挟鼻络于目，故身热，目疼，鼻干，不得卧。

尺寸俱弦者，少阳受病也，当三四日发。以其脉循胁，络于耳，故胸胁痛而耳聋。

此三经受病，未入于府者，可汗而已。

尺寸俱沉细者，太阴受病也，当四五日发。以其脉布胃中，络于嗌，故腹满而嗌干。

尺寸俱沉者，少阴受病也，当五六日发。以其脉贯肾，络于肺，系舌本，故口燥舌干而渴。

尺寸俱微缓者，厥阴受病也，当六七日发。以其脉循阴器，络于肝，故烦满而囊缩。

此三经受病，已入于府者，可下而已。

伤寒经络传变，原不可以日数推测，此六经受病，不过设以为例。粗工不察病机，每以三四日当汗，六七日当下，误人多矣。设伏气发温之三四日，可汗之乎？病传厥阴之六七日，可下之乎？若此可不辨哉？

凡云尺寸，则关在其中，可不言而喻。

若两感于寒者，一日太阳受之，即与少阴俱病，则头痛，口干，烦满而渴。二日阳明受之，即与太阴俱病，则腹满，身热，不欲食，谵语。三日少阳受之，即与厥阴俱病，则耳聋，囊缩而厥，水浆不入，不知人者六日死。若三阴三阳五藏六府皆受病，则营卫不行，藏府不通而死矣。

其得病阴阳两证俱见，其传经亦阴阳两经俱传，则邪气弥满充斥，法当三日主死，然必水浆不入，不知人者，方为营卫不行，藏府不通，更越三日，而阳明之经始绝也。

其不两感于寒，更不传经，不加异气者，至七日，太阳病衰，头痛少愈。八日，阳明病衰，身热少歇。九日，少阳病衰，耳聋微闻。十日，太阴病衰，腹减如故，则思饮食。十一日，少阴病衰，渴止，舌干已而嚏。十二日，厥阴病衰，囊纵，少腹微下，大气皆去，病人精神爽慧也。

更不传经，不加异气，则邪气传尽，正气将复，愈日可期。然亦立法大意，不可拘执也。至若更加异气，乃病中之病，莫可限于时日矣。

若过十三日以上不间，尺寸陷者，大危。

言尺寸之脉沉陷，为正气衰微，莫能载邪外出，过经其病不间，诚为危候也。

若更感异气，变为他病者，当根据坏证例治之。

若脉阴阳俱盛，重感于寒，变为温疟。

阳脉浮滑，阴脉濡弱，更遇于风，变为风温。

阳脉洪数，阴脉实大，更感温热，变为温毒，温毒为病最重也。

阳脉濡弱，阴脉弦紧，更遇温气，变为温疫。

此以冬伤于寒，发为温病，脉之变证，方治如说。

言脉证皆变为热，不得复用辛温发表，所谓方治如说也。

凡伤寒之病，多从风寒得之，始表中风寒，入里则不消矣。未有温覆当，而不消散者，不在证治。

拟欲攻之，犹当先解表，乃可下之。

若表已解而内不消，非大满，犹生寒热，则病不除，大满大实，坚有燥屎，自可除下之，虽四五日不能为祸也。

言非大满大实而下之，则犹生寒热变证，必待大满大实，坚有燥屎者，方可下之。虽迟至四五日，不能为害也。

若不宜下而便攻之，内虚热入，协热遂利，烦躁诸变，不可胜数，轻者困笃，重者必死矣。

夫阳盛阴虚，汗之则死，下之则愈，阳虚阴盛，汗之则愈，下之则死。

阳乘阴位，则为阳盛阴虚，故可下而不可汗。阴乘阳位，则为阳虚阴盛，故可汗而不可下，即表病里和，里病表和之谓也。盖表实里虚而邪入府，汗之则死，下之则愈。里实表虚，而邪郁于经，下之则死，汗之则愈。

夫如是，则神丹安可以误发？甘遂何可以妄攻？虚盛之治，相背千里，吉凶之机，应若影响，岂容易哉？况桂枝下咽，阳盛则毙，承气入胃，阴盛以亡，死生之要，在乎须臾，视身之尽，不暇计日。此阴阳虚实之交错，其候至微，发汗吐下之相反，其祸至速，而医术浅狭，懵然不知病源，为治乃误，使病者殒殁，自谓其分至，仁者鉴此，岂不痛欤！

桂枝下咽，阳盛则毙，承气入胃，阴盛以亡，以概言汗下，关系非细，不过借此为例，非误用二汤，必致不救也。

凡两感病俱作，治有先后，发表攻里，本是不同，而执迷妄意者，乃云神丹、甘遂，合而饮之，且解其表，又除其里，言巧似是，其理实违。夫智者之举错也，常审以慎，愚者之动作也，必果而速，安危之变，岂可诡哉？

两感皆是热邪，然治有先后，发表攻里，本是不同，持说甚正，亦甚明，何奉议误认为救里耶？

凡发汗，温服汤药，其方虽言日三服，若病剧不解，当促其间，可半日中尽三服。若与病相阻，即便有所觉，如服一剂，病证犹在，故当复作本汤服之。至有不肯汗出，服三剂乃解。若汗不出者，死病也。

凡得时气病，至五六日而渴欲饮水，饮不能多，不当与也，何者？以胃中热尚少，不能消之，便更与人作病也。

至七八日，大渴，欲饮水者，犹当依证与之，与之常令不足，勿极意也。

若饮而腹满，小便不利，若喘若哕，不可与之，忽然大汗出，是为自愈也。

凡得病，反能饮水，此为欲愈之病，其不晓病者，但闻病饮水自愈，小渴者乃强与饮之，因成其祸，不可复数。

上四条皆是春夏温热之邪，故言时气病，乃可与水，非冬月正伤寒可比例也。

凡得病，厥脉动数，服汤药更迟，脉浮大减^①小，初躁后静，此皆愈证也。

厥脉动数，犹言其脉动数，不可连上句读。

---

① 减：原误作"咸"，据文化本、同德堂本诸本改。

正方①

一百十三道。诸方之义，本条注内已经疏明者，此不复赘。

桂枝汤

桂枝三两　芍药三两，酒洗　甘草二两，炙　生姜三两，切
大枣十二枚，擘

上五味，㕮咀，以水七升，微火煮取三升，去滓，适寒温
服一升。服已须臾啜热稀粥一升余，以助药力，温覆令一时
许，遍身漐漐微似有汗者益佳，不可令如水流漓，病必不除。
若一服汗出病差，停后服，不必尽剂。若不汗，更服依前法。
又不汗，后服小促役其间，半日许令三服尽。若病重者，一
日一夜服，周时观之。服一剂尽，病证犹在者，更作服。若
汗不出者，乃服至二三剂。禁生冷、黏滑、肉面、五辛、酒
酪、臭恶等物。

此方专主卫受风邪之证。以其卫伤不能外固而自汗，所以
用桂枝之辛发其邪，即用芍药之酸助其阴。然一散一收，又须
甘草以和其胃，况发汗必须辛甘以行阳，故复以生姜佐桂枝，
大枣佐甘草也。但方中芍药不言赤白，圣惠②与节庵俱用赤，
孙尚③与叔微俱用白，然赤白补泻不同，仲景云病发热汗出，
此为营弱卫强。营虽不受邪，终非适平也，故卫强则营弱，是
知必用白芍药也。营既弱而不能自固，岂可以赤芍药泻之乎？
虽然，不可以一律论也，如太阳误下而传太阴，因而腹满时痛，

则当倍白芍补营血之虚。若夫大实者必加大黄，又宜赤芍以泻实也。至于湿热素盛之人，与夫酒客辈感寒之初，身寒恶热者，用桂枝汤，即当加黄芩以胜热，则不宜白芍以助阴，贵在临证活法也。

按：桂枝入心，血药也，而仲景用以治风伤卫之证。麻黄走肺，气药也，而仲景用以治寒伤营之证。皆气病用血药，血病用气药，故许学士有脉浮而缓风伤营，浮紧兼涩寒伤卫之误，殊不知风伤卫则卫受邪，卫受邪则不能内护于营，故营气不固而自汗，必以桂枝血药透达营卫，又须芍药护营固表，营卫和而自汗愈矣，寒伤营则营受邪，营受邪则不能外通于卫，故气郁而无汗，必以麻黄气药开通腠理，又须桂枝实营散邪，汗大泄而郁热散矣。

小建中汤

桂枝三两　芍药六两，酒洗　甘草二两，炙　生姜三两，切
大枣十二枚，擘　胶饴一升

上六味，以水七升，煮取三升，去滓，内胶饴，更上微火消解，温服一升，日三服。

按：桂枝汤方中芍药、桂枝等分，用芍药佐桂枝以治卫气。小建中方中加倍芍药，用桂枝佐芍药以治营气，更加胶饴以缓其脾，故名之曰建中，则其功用大有不同耳。

桂枝加葛根汤

桂枝二两　芍药二两，酒洗　甘草二两，炙　生姜三两，切
大枣十二枚，擘　葛根四两

上六味，以水一斗，先煮葛根减二升，去上沫，内诸药，煮取三升，去滓，温服一升，覆取微似汗。

桂枝加桂汤

桂枝五两　芍药三两，酒洗　甘草二两，炙　生姜三两，切
大枣十二枚，擘

上五味，以水七升，微火煮取三升，去滓，适寒温服一升，若一服汗出病差，停后服。

烧针发汗，则损阴血，惊动心气，心气因惊而虚，则触动肾气，发为奔豚，先灸核上以散寒，次与桂枝加桂汤以泄奔豚之气，所加之桂当用肉桂为是。

桂枝加芍药汤

桂枝三两　芍药六两，酒洗　甘草二两，炙　生姜三两，切　大枣十二枚，擘

上五味，以水七升，微火煮取三升，去滓，适寒温服一升。

桂枝加大黄汤

桂枝三两　芍药三两，酒洗　甘草二两，炙　生姜三两，切　大枣十二枚，擘　大黄一两

上六味，以水七升，煮取三升，去滓，温服一升，日三服。

桂枝加厚朴杏仁汤

桂枝三两　芍药三两，酒洗　甘草二两，炙　生姜三两，切　大枣十二枚，擘　厚朴二两，炙　杏仁五十个，去皮尖

上七味，以水七升，微火煮取三升，去滓，适寒温服一升，若一服汗出病差，停后服。

太阳病误下，微喘，脉促，宜用此汤。若阳明病误下，微喘，胸膈不快者，又属小陷胸证矣。

新加汤

桂枝三两　芍药四两，酒洗　甘草二两，炙　生姜四两，切　大枣十二枚，擘　人参三两

上六味，以水七升，微火煮取三升，去滓，适寒温服一升。此因发汗后津液骤伤，非真阳素亏之比，故宜和营药中，加人参以助津气也。

桂枝去桂加茯苓白术汤

芍药三两，酒洗　甘草二两，炙　生姜三两，切　大枣十二枚，擘
茯苓三两　白术三两

上六味，以水七升，微火煮取三升，去滓，适寒温服一升，若小便利则愈。

桂枝去芍药汤

桂枝三两　甘草二两，炙　生姜三两　大枣十二枚，擘

上四味，以水七升，微火煮取三升，去滓，适寒温服一升。

桂枝去芍药加附子汤

桂枝三两　甘草二两，炙　生姜三两，切　大枣十二枚，擘
附子一枚，炮去皮，破八片

上五味，以水七升，微火煮取三升，去滓，适寒温服一升。若一服恶寒止，停后服。

桂枝加附子汤

桂枝三两　芍药三两，酒洗　甘草二两，炙　生姜三两，切
大枣十二枚，擘　附子一枚，炮去皮，破八片

上六味，以水七升，微火煮取三升，去滓，适寒温服一升。若一服汗止，停后服。

桂枝甘草汤

桂枝四两　甘草二两，炙

上二味，以水三升，煮取一升，去滓顿服。

救逆汤

桂枝三两　甘草二两，炙　生姜三两，切　大枣十二枚，擘
蜀漆三两，洗去腥　白龙骨四两，熬，水飞　牡蛎五两，熬

上为末，以水一斗二升，先煮蜀漆，减二升，内诸药，煮取三升，去滓，温服一升。

桂枝甘草龙骨牡蛎汤

桂枝一两　甘草二两　龙骨二两,熬,水飞　牡蛎二两,熬

上为末,以水五升,煮取二升半,去滓,温服八合,日三服。

桂枝麻黄各半汤

桂枝一两十六铢①　芍药酒洗　甘草炙　生姜切,各一两　大枣四枚,擘　麻黄一两,去节　杏仁二十四个,汤浸,去皮尖及两仁者

上七味,以水五升,先煮麻黄一二沸,去上沫,内诸药,煮取一升八合,去滓,温服六合。

桂枝二麻黄一汤

桂枝一两十六铢　芍药一两六铢,酒洗　甘草一两二铢,炙　生姜一两六铢,切　大枣五枚,擘　麻黄十六铢,去节　杏仁十六个,去皮尖

上七味,以水五升,先煮麻黄一二沸,去上沫,内诸药,煮取二升,去滓,温服一升,日再服。

桂枝二越婢一汤

桂枝　芍药酒洗　甘草炙,各十八铢　生姜一两二铢　大枣四枚,擘　麻黄十八铢,去节　石膏二十四铢,碎,绵裹

上七味,㕮咀,以水五升,先煮麻黄一二沸,去上沫,内诸药,煮取二升,

去滓,温服一升。

此汤与各半证治相类,方亦相类,但彼以不得小汗而面热身痒,故减小桂枝汤之制而加麻黄、杏仁,此以胃热无津而不能作汗,故减小大青龙之制去杏仁而加石膏,以杏仁下气走表,非无津者所宜,石膏辛凉化热,正胃热者所喜尔。

①　铢:古代重量单位,二十四铢等于旧制一两。

当归四逆汤

当归三两　桂枝三两　芍药三两，酒洗　细辛二两　甘草二两，
炙　通草二两　大枣二十五枚，擘

上七味，以水八升，煮取三升，去滓，温服一升，日三服。

当归四逆加吴茱萸生姜汤

当归三两　桂枝三两　芍药三两，酒洗　细辛二两　甘草二两，
炙　通草二两　大枣二十五枚，擘　吴茱萸二升，去闭者，泡　生姜
半斤，切

上九味，以水六升，清酒六升，和煮，取五升，去滓，温
分五服。

茯苓桂枝白术甘草汤

茯苓四两　桂枝三两　白术二两　甘草二两，炙

上四味，以水六升，煮取三升，去滓，分温三服。

茯苓桂枝甘草大枣汤

茯苓半斤　桂枝四两　甘草二两，炙　大枣十五枚，擘

上四味，以甘澜水一斗，先煮茯苓减二升，内诸药，煮取
三升，去滓，温服一升，日三服。

作甘澜水法：取水二斗，置大盆内，以勺扬之，水上有珠
子五六千颗相逐，取用之。

汗后余邪，挟北方邪水为患，故取桂枝汤中之三以和营，
五苓散中之二以利水，作甘澜水者，取其流利，不助肾邪也。

茯苓甘草汤

桂枝二两　茯苓二两　甘草一两，炙　生姜三两，切

上四味，以水四升，煮取二升，去滓，分温三服。

炙甘草汤 一名复脉汤

甘草四两，炙　桂枝三两　人参二两　生地黄一斤　麦门冬

半升，去心 麻子仁半升，研 阿胶二两 生姜三两，切 大枣十二枚，擘

上九味，以清酒七升，水八升，先煮八味，取三升，去滓，内胶烊①消尽，温服一升，日三服。

麻黄汤

麻黄三两，去节 桂枝三两 甘草一两，炙 杏仁七十个，泡去皮尖

上四味，以水九升，先煮麻黄减二升，去上沫，内诸药，煮取二升半，去滓，温服八合，覆取微似汗，不须啜粥，余如桂枝法将息。

夫寒伤营，则营血受病而见骨节烦疼，当矣，何反腠理闭密，无汗而喘耶？盖营既受伤于内，必无卫气独和于外之理，所以用麻黄发汗，必兼桂枝以和营。用杏仁者，所以散气除喘。用甘草者，所以助阳和卫，营卫流行，始能作汗也。

按：时珍云：仲景治伤寒，无汗用麻黄，有汗用桂枝，历代名医未有究其精微者。夫津液为汗，汗即血也，在营即为血，在卫即为汗。寒伤营，营血不能外通于卫，卫气闭固，故无汗发热而憎寒。风伤卫，卫气不能内护于营，营气不固，故有汗发热恶风。是麻黄汤虽太阳发汗重剂，实为发散肺经火郁之药。桂枝汤虽太阳解肌轻剂，实为理脾救肺之药也。又汪石山②云辛甘发散为阳，仲景发表药中必用甘草以载住邪气，不使陷入阴分也。若邪既入里，则内腜胀③，必无复用甘草之理。试观五苓、抵当、承气、大柴、陷胸、十枣辈，并不用甘草也，惟调胃、桃核二汤，以其尚兼太阳部分之表邪，故不得不

① 烊（yáng 阳）：溶化。
② 汪石山：即汪机。明代医家，字省之，号石山。撰《汪石山医书八种》等书。
③ 腜（chēn 嗔）胀：指胸膈或上腹部胀满不适。

用也。当知发汗药中之甘草必不可少，此汤须脉证全在于表，方可用之。若脉微弱自汗者，不可用也。今人但执一二日在表，并宜发汗。设尺中弦数，虚大，为阴虚多火，汗之则亡阳热厥而死。尺中迟弱，足冷，为阳虚夹阴，汗之则亡阳，厥逆而死，可不慎软？

大青龙汤

麻黄六两，去节　桂枝二两　甘草二两，炙　杏仁四十个，去皮尖生姜三两，切大枣十二枚，擘　石膏如鸡子大，碎

上七味，以水九升，先煮麻黄减二升，去上沫，内诸药，煮取三升，去滓，温服一升。取微似汗，汗出多者，温粉粉之。一服汗者，停后服。汗多亡阳遂虚，恶风，烦躁不得眠也。

或问：此方治脉浮紧，发热恶寒，身疼痛，不汗出而烦躁，并不见中风之脉证，而《疏钞金錍》①但据条首中风二字，乃云本之风气似隐，标之寒化反显，释风寒两感者谬矣。殊不知其实为风多寒少之证。设果本隐标显，则治病必求其本，何反倍用麻黄耶？

按《内台方》云：此一证，全在不汗出三字藏机。若风伤卫，则自汗恶风，寒伤营，则无汗而喘。此云不汗出而烦躁，则知其证略有微汗，不能透出，故生烦躁，于此可见其兼有风证，而脉见浮紧，是风见寒脉，加以恶寒身疼，知寒重于风，故于麻桂二汤中，除去芍药，倍麻黄而加石膏。设不并力图之，速令外泄，则风挟寒威内攻，鼓动君相二火，则周身皆为火化矣，所以不得不倍用麻黄也。其去芍药而加石膏者，以其汗既不能透出，原无借于护营，热既郁于心包，则解烦诚不可缓。明乎此，则不但大青龙之法可解，大青龙之方可施，其麻黄杏

---

①　疏钞金錍（bì 必）：疑指《仲景伤寒论疏钞金錍》，又名《伤寒金錍疏钞》。明代医家卢之颐撰。

仁甘草石膏汤、越脾汤、桂枝二越脾一汤、麻黄升麻汤等，可随证取用而无窒碍也。

小青龙汤 有加减法，见《太阳上篇》本条下

麻黄三两，去节　桂枝三两　芍药三两，酒洗　甘草二两，炙　五味子半升　干姜三两　细辛二两　半夏半升，姜制

上八味，以水一斗，先煮麻黄，减二升，去上沫，内诸药，煮取三升，去滓，温服一升。

葛根汤

葛根四两　麻黄三两，去节　桂枝二两　芍药二两，酒洗　甘草二两，炙　生姜三两，切　大枣十二枚，擘

上七味，㕮咀，以水一斗，先煮麻黄、葛根，减二升，去沫，内诸药，煮取三升，去滓，温服一升，覆取微似汗，不须啜粥，余如桂枝法将息及禁忌。

葛根加半夏汤

葛根四两　麻黄三两，去节，汤泡去黄汁，焙干　桂枝　芍药酒洗　甘草炙，各二两　半夏半升，洗　生姜三两，切　大枣十二枚，擘

上八味，以水一斗，先煮葛根、麻黄，减二升，去白沫，内诸药，煮取三升，去滓，温服一升，覆取微似汗。

麻黄杏仁甘草石膏汤

麻黄四两，去节　杏仁五十个，去皮尖　甘草二两，炙　石膏半斤，碎，绵裹

上四味，以水七升，先煮麻黄，减二升，去上沫，内诸药，煮取二升，去滓，温服一升。

麻黄连轺赤小豆汤

麻黄二两，去节　连轺二两，即连翘根　赤小豆一升，即细赤豆　杏仁四十个，去皮尖　甘草二两，炙　生梓白皮一升　生姜二两，切

大枣十二枚，擘

已上八味，以潦水一斗，先煮麻黄再沸，去上沫，内诸药，煮取三升，分温三服，半日服尽。

伤寒，瘀热在里，身必发黄者，因其人素有湿热，汗出不尽，则肌腠之里为瘀热所凝，而遍身发黄，故宜此汤，以取微汗也。麻黄发散表邪，杏仁、生姜辛散走表，连轺泻经络之积火，梓皮除肌肉之湿热，小豆降火利水，甘草、大枣益脾和胃。盖土厚可以御水湿之蒸，观《金匮》治寒湿用麻黄加术汤，其义可见。

此汤为汗后表邪未解，而湿热发黄，脉浮者取汗而设。茵陈蒿汤为表邪已散，而小便不利，身黄脉沉者分利而设。栀子檗皮汤为表里皆热，脉来软大，不可汗下者而设。若夫汗后渴而小便不利，热结津液，身目皆黄者，又当取用五苓加茵陈，以利水为务也。

麻黄升麻汤

麻黄二两半，去节　升麻一两一分　当归一两一分　知母　黄芩萎蕤各十八铢　天门冬去心　芍药　干姜　白术　茯苓　甘草炙桂枝　石膏碎绵裹，各六铢

上十四味，以水一斗，先煮麻黄一两沸，去上沫，内诸药，煮取三升，去滓，分温三服，相去如炊三斗米顷，令尽，汗出愈。

麻黄附子细辛汤

麻黄二两，去节　细辛一两　附子一枚，炮去皮，破八片

上三味，以水一斗，先煮麻黄减二升，去上沫，内药，煮取三升，去滓，温服一升，日三服。

麻黄附子甘草汤

麻黄二两，去节　甘草二两，炙　附子一枚，炮去皮

上三味，以水七升，先煮麻黄一两沸，去上沫，内诸药，煮取三升，去滓，温服一升，日三服。

小柴胡汤 加减法见《少阳篇》本条下

柴胡半斤　黄芩　人参　甘草各三两　半夏半升，洗　生姜三两，切　大枣十二枚，擘

上七味，以水一斗二升，煮取六升，去滓，再煎取三升，温服一升，日三服。

大柴胡汤

柴胡半斤　黄芩三两　芍药三两　半夏半升，洗　枳实四枚，炙　大黄二两　生姜五两，切　大枣十二枚，擘

上八味，以水一斗二升，煮取六升，去滓，再煎，温服一升，日三服。

此汤治少阳经邪，渐入阳明之府，或误下引邪内犯，而过经不解之证，故于小柴胡方中，除去人参、甘草，助阳恋胃之味，而加芍药、枳实、大黄之沉降，以涤除热滞也，与桂枝大黄汤同义。彼以桂枝、甘草兼大黄，两解太阳误下之邪，此以柴胡、芩、半兼大黄，两解少阳误下之邪，两不移易之定法也。

柴胡桂枝汤

柴胡四两　桂枝　人参　黄芩　芍药各一两半　甘草一两，炙　半夏二合半　生姜一两半，切　大枣六枚，擘

上九味，以水七升，煮取三升，去滓，温服一升。

柴胡桂枝干姜汤

柴胡半斤　桂枝三两　干姜二两　栝蒌根四两　黄芩三两　甘草二两，炙　牡蛎二两，熬

上七味，以水一斗二升，煮取六升，去滓，再煎取三升，

温服一升，日三服。

柴胡加芒硝汤

柴胡半斤　黄芩　人参　甘草各三两　半夏半升，洗　生姜三两，切　大枣十二枚，擘　芒硝六两

上八味，以水一斗二升，煮取六升，去滓，内芒硝，再煎取三升，温服一升，不解更服。

柴胡加龙骨牡蛎汤

柴胡四两　半夏二合，洗　大黄二两　桂枝　人参　茯苓　生姜切　龙骨熬　牡蛎熬，各一两半　铅丹一两，水飞　大枣六枚，擘

上十一味，以水八升，煮取四升，内大黄，切如棋子大，更煮一二沸，去滓，温服一升。

此汤治少阳经邪犯本之证，故于本方中除去甘草、黄芩，行阳之味，而加大黄行阴，以下夺其邪，兼茯苓以分利小便，龙骨、牡蛎、铅丹以镇肝胆之怯，桂枝以通血脉之滞也，与救逆汤同义。彼以桂枝、龙骨、牡蛎、蜀漆镇太阳经火逆之神乱，此以柴胡兼龙骨、牡蛎、铅丹镇少阳经误下之烦惊，亦不易之定法也。

四逆散 有加减法，见《少阴下篇》本条下

甘草炙　枳实破，水渍，炙干　柴胡　芍药

上四味，各十分，捣筛，白饮和服方寸匕，日三服。

调胃承气汤

大黄四两，清酒浸　甘草二两，炙　芒硝半升

上三味，㕮咀，以水三升，煮取一升，去滓，内芒硝，更上火，微煮令沸，少少温服之。

承气者，用以制亢极之气，使之承顺而下也。《伤寒秘要》①曰：王海藏②论云，仲景承气汤有大小调胃之殊，今人以三一承气，不分上下缓急用之，岂不失仲景本意？大热大实，用大承气。小热小实，用小承气。实热尚在胃中，用调胃承气，以甘草缓其下行而祛胃热也。若病大用小，则邪气不伏，病小用大，则过伤正气。病在上而用急下之剂，则上热不除，岂可一概混治哉！节庵论小承气曰：上焦受伤，去芒硝，恐伤下焦血分之真阴。论调胃承气曰：邪在中焦，不用枳实、厚朴，以伤上焦虚无氤氲③之元气，然此汤独可用芒硝以伤下焦乎？吾未闻承气汤有主上焦者，未闻调胃承气之证，至于坚而燥也。仲景调胃承气汤证，八方中并无干燥，不过曰胃气不和，曰胃实，曰腹满，则知此汤专主表邪悉罢，初入府而欲结之证也。故仲景以调胃承气收入太阳阳明。而大黄注曰酒浸，是太阳阳明去表未远，其病在上，不当攻下，故宜缓剂以调和之。及至正阳阳明，则皆曰急下之。而大承气汤大黄注曰酒洗，是洗轻于浸，微升其走下之性以和其中。至于少阳阳明，则去正阳而逼太阴，其分在下，故用小承气，大黄不用酒制也。

大承气汤

大黄四两，酒洗　厚朴半斤，去皮，炙　枳实五枚，炙　芒硝三合

上四味，以水一斗，先煮二物，取五升，去滓，内大黄，煮取二升，去滓，内芒硝，更上火微一两沸，分温再服，得下，余勿服。

---

① 伤寒秘要：书名。二卷。明代董玹纂定，胡正心参补。
② 王海藏：即王好古。元代医家，字进之，号海藏。撰《阴证略例》等书。
③ 氤氲（yīnyūn 因晕）：雾气、烟云弥漫的样子。

小承气汤

大黄四两　厚朴二两,去皮,炙　枳实三枚,炙

上三味,以水四升,煮取一升二合,去滓,分温二服。初服汤当更衣,不尔者尽饮之,若更衣者,勿服之。

桃核承气汤

桃仁五十个,去皮尖　桂枝二两　甘草二两,炙　大黄四两,酒浸　芒硝二两

上五味,以水七升,煮取二升半,去滓,内芒硝,更上火微沸,温服五合,日三服,当微利。

抵当汤

水蛭三十个,猪脂熬黑　虻虫三十个,熬,去翅足　大黄三两,酒浸　桃仁二十个,去皮尖

上四味,为末,以水五升,煮取三升,去滓,温服一升,不下再服。

抵当丸

水蛭二十个,猪脂熬黑　虻虫二十五个,熬,去足翅　大黄三两　桃仁二十个,去皮尖

上四味,杵,分为四丸,以水一升,煮一丸,取七合服之,晬时当下血,若不下者,更服。

茵陈蒿汤

茵陈蒿六两　栀子十四枚,擘　大黄二两

上三味,以水一斗,先煮茵陈减六升,内二味,煮取三升,去滓,分温三服。

麻仁丸

麻子仁二升,蒸,晒,去壳　芍药半斤　枳实半斤,炙　大黄一斤,去皮　厚朴一斤,去皮,炙　杏仁一斤,去皮尖,熬,别作脂

上六味，为末，炼蜜为丸，桐子大，饮服十丸，日三服渐加，以利为度。

此治素惯脾约之人，复感外邪，预防燥结之法。方中用麻、杏二仁以润肠燥，芍药以养阴血，枳实、大黄以泄实热，厚朴以破滞气也。然必因客邪加热者，用之方为合辙，后世以此概治老人津枯血燥之閟结，但取一时之通利，不顾愈伤其真气，得不速其咎耶？

蜜煎导方

蜜七合，一味，内铜器中，微火煎之，稍凝如饴状，搅之，勿令焦着，欲可丸并手捻作铤，令头锐大如指，长三寸许，当热时急作，冷则硬，以纳谷道中，以手急抵，欲大便时乃去之。

猪胆汁方

大猪胆一枚，泻汁，和醋少许，以灌谷道中，如一食顷，当大便出。

大陷胸汤

大黄六两，去皮　芒硝一升　甘遂一钱

上三味，以水六升，先煮大黄，取二升，去滓，内芒硝，煮一两沸，内甘遂末，温服一升，得快利，止后服。

大陷胸丸

大黄半斤　芒硝半升　葶苈半升，熬　杏仁半升，去皮尖，熬黑

上四味，捣筛二味，内杏仁、芒硝，合研如脂，和散，取如弹丸一枚，别捣甘遂末一钱匕，白蜜二合水二升，煮取一升，温顿服之，一宿乃下，如不下，更服，取下为效，禁如药法。

小陷胸汤

黄连一两　半夏半升，洗　栝蒌实大者一个

上三味，以水六升，先煮栝蒌，取三升，去滓，内诸药，煮取二升，去滓，分温三服。

十枣汤

芫花熬　甘遂　大戟　大枣十枚，擘

上上三味，等分，各别捣为散，以水一升半，先煮大枣肥者十枚，取八合，去滓，内药末，强人服一钱匕，羸者服半钱，平旦温服。若下少，病不除者，明日更服，加半钱得快下利后，糜粥自养。

大黄黄连泻心汤

大黄二两　黄连一两

上二味，以麻沸汤二升渍之，须臾绞去滓，分温再服。麻沸汤者，言滚沸如麻也

附子泻心汤

大黄二两　黄连　黄芩各一两　附子一枚，炮去皮，破，别煮取汁

上四味，切三味，以麻沸汤二升渍之，须臾绞出滓，内附子汁，分温再服。

生姜泻心汤

甘草三两，炙　人参三两　干姜一两　半夏半升，洗　黄芩三两　黄连一两　生姜四两，切　大枣十二枚，擘

上八味，以水一斗，煮取六升，去滓，再煎，取三升，温服一升，日三服。

甘草泻心汤

甘草四两　干姜三两　半夏半升，洗　黄芩三两　黄连一两　大枣十二枚，擘

上六味，以水一斗，煮取六升，去滓，再煎，取三升，温服一升，日三服。

半夏泻心汤

半夏半升，洗　干姜　甘草炙　人参　黄芩各三两　黄连一两　大枣十二枚，擘

上七味，以水一斗，煮取六升，去滓，再煮取三升，温服一升，日三服。

按：泻心汤诸方，皆治中风汗下后，表解里未和之证。其生姜、甘草、半夏三泻心，是治痰湿结聚之痞，方中用半夏、生姜以涤痰饮，黄芩、黄连以除湿热，人参、甘草以助胃气，干姜炮黑以渗水湿。若但用苦寒治热，则拒格不入，必得辛热为之向导，是以干姜、半夏在所必需。若痞极硬满，暂去人参。气壅上升，生姜勿用。痞而不硬，仍用人参。此一方出入而有三治也。其大黄、附子二泻心，乃治阴阳偏胜之痞，一以大黄、黄连涤胸中素有之湿热，一加附子兼温经中骤脱之虚寒也。用沸汤渍绞者，取寒药之性，不经火而力峻也，其附又必煎汁，取寒热各行其性耳。仲景立法之妙，无出乎此。以大黄、芩、连，涤除胃中之邪热，即以附子温散凝结之阴寒，一举而寒热交结之邪尽解，讵知后人目睹其方而心眩也。

黄连汤

黄连　甘草炙　干姜　桂枝各三两　人参二两　半夏半升，洗　大枣十二枚，擘

上七味，以水一斗，煮取六升，去滓，温服一升，日三夜二服。

葛根黄芩黄连汤

葛根半斤　黄芩二两　黄连三两　甘草二两，炙

上四味，以水八升，先煮葛根，减二升，内诸药，煮取二升，去滓，分温再服。

厚朴生姜甘草半夏人参汤

厚朴半斤，去皮，炙　生姜半斤，切　甘草二两，炙　半夏半升，

洗　人参一两

上五味，以水一斗，煮取三升，去滓，温服一升，日三服。

干姜黄连黄芩人参汤

干姜　黄连　黄芩　人参各三两

上四味，以水六升，煮取二升，去滓，分温再服。

吴茱萸汤

吴茱萸一升，洗　人参三两　生姜六两，切　大枣十二枚，擘

上四味，以水七升，煮取二升，去滓，温服七合，日三服。

旋覆代赭石汤

旋覆花三两　代赭石一两，煅　人参二两　甘草三两，炙
半夏半斤，洗　生姜五两，切　大枣十二枚，擘

上七味，以水一斗，煮取六升，去滓，再煎取三升，温服
一升，日三服。

方中用代赭领人参、甘草下行，以镇胃中之逆气，固已奇
矣。更用旋覆领半夏、姜、枣而涤膈上之风痰，尤不可测，设
非此法承领上下，何能转否为泰于反掌耶？

赤石脂禹余粮汤

赤石脂一两，碎　禹余粮一斤，碎

已上二味，以水六升，煮取二升，去滓，三服。

桃花汤

赤石脂一斤，一半全用，一半筛末　干姜一两　粳米一升

上三味，以水七升，煮米令熟，去滓，温服七合，内赤石
脂末方寸匕，日三服。若一服愈，余勿服。

石脂之涩，以固下焦滑脱，必稍加干姜、粳米，以理中气
之虚。虚能受热，故虽热邪下利，不妨仍用干姜之辛，以佐石
脂之涩，汤中用石脂半斤，不为少矣。服时又必加末方寸匕，

取留滓以沾肠胃也，盖少阴主禁固二便，肾水为火所灼，不能济火，火克大肠金，故下利便脓血。所以用干姜从治之法，犹白通汤之用人尿、猪胆，彼假其寒，此假其热耳。

四逆汤

甘草二两，炙　干姜一两半　附子一枚，生，去皮，破八片

上三味，㕮咀，以水三升，煮取一升二合，去滓，分温再服，强人可大附子一枚，干姜三两。

此汤通治三阴脉沉，恶寒，手足逆冷之证，故取附子之生者，上行头顶，外彻肌表，以温经散寒。干姜亦用生者，以内温藏府。甘草独用炙者，以外温营卫，内补中焦也。其云强人可大附子一枚，干姜三两者，则知平常之人，附子不必全用也。况宋以前人，不善栽培，重半两者即少，大者极是难得，所以仲景有一方中用二三枚者，非若近时西附①之多重一两外也。然川中所产，求一两者亦不易得，近世用二三钱一剂，即与仲景时二三枚分三剂相等耳。

此汤与麻黄附子细辛汤之用麻黄，发散经络之寒邪，熟附温补少阴之真阳，细辛发越肾肝之阳气，似异而意实同，盖彼以麻黄治表邪，附子温里虚，细辛通其阴经之邪，此以附子治表邪，干姜温里虚，甘草和其胃中之阳。嗣真②所谓生附配干姜，补中有发，熟附配麻黄，发中有补是也。

四逆加人参汤

甘草二两，炙　干姜一两半　附子一枚，生，去皮，破八片　人参一两

上四味，㕮咀，以水三升，煮取一升二合，去滓，分温

---

① 西附：同德堂本作"西川"。
② 嗣真：赵嗣真，元末医家，撰《活人释疑》，佚。

再服。

茯苓四逆汤

茯苓六两　人参一两　甘草二两，炙　干姜一两半　附子一枚，生用，去皮，破八片

上五味，以水五升，煮取三升，去滓，温服七合，日三服。

通脉四逆汤 有加减法，见《少阴上篇》本条下

甘草二两，炙　干姜三两，强人可四两　附子大者一枚，去皮，生用

上三味，以水三升，煮取一升二合，去滓，分温再服。

通脉四逆加猪胆汁汤

甘草二两，炙　附子大者一枚，生，去皮，破八片　干姜三两　猪胆汁半合

上四味，以水三升，先煮三物，取一升二合，去滓，入胆汁，分温再服。

白通汤

葱白四茎　干姜一两　附子一枚，生，去皮，破八片

上三味，以水三升，煮取一升，去滓，分温再服。

白通加猪胆汁汤

葱白四茎　干姜一两　附子一枚，生，去皮，破八片　人尿五合　猪胆汁一合

已上三味，以水三升，煮取一升，去滓，内胆汁、人尿，和令相得，分温再服。

附子汤

附子二枚，去皮，破八片，生　人参二两　白术四两　茯苓三两　芍药三两，酒洗

上五味，以水八升，煮取三升，去滓，温服一升，日三服。

或问：附子汤与真武汤，只互换一味，何真武汤主行水收阴，附子汤主回阳峻补耶？盖真武汤内生姜佐熟附，不过取辛热之势，以走散经中之水饮。附子汤中人参助生附，纯用其温补之力，以恢复涣散之真阳，且附子汤中附、术皆倍于真武，其分两亦自不同，所以主治迥异，岂可比例而观乎？

真武汤有加减法，见《少阴上篇》本条下

茯苓三两　苟药三两，酒洗　白术二两　附子一枚，炮去皮，破八片　生姜三两，切

上五味，以水八升，煮取三升，去滓，温服七合，日三服。

干姜附子汤

干姜一两　附子一枚，生，去皮，破八片

上二味，以水三升，煮取一升，去滓，顿服。

桂枝附子汤

桂枝四两　附子三枚，炮去皮，破八片　甘草二两，炙　生姜三两，切　大枣十二枚，擘

上五味，以水六升，煮取二升，去滓，分温三服。

白术附子汤①

白术四两　附子三枚，炮去皮，破八片　甘草二两，炙　生姜三两，切　大枣十二枚，擘

上五味，以水六升，煮取二升，去滓，分温三服。

甘草附子汤

甘草三两，炙　附子二枚，炮去皮，破　白术二两　桂枝四两

上四味，以水六升，煮取三升，去滓，温服一升，日三服。初服得微汗则解，能食。汗出复烦者，服五合，恐一升多者，

---

① 白术附子汤：出自《金匮要略》，但与此处分量不同。

宜服六七合为妙。

风伤卫气，湿流关节，风湿相搏，邪乱经中，故主周身骨节诸痛。风胜则卫气不固，汗出短气，恶风，不欲去衣。湿胜则水气不行，小便不利，或身微肿，故用附子除湿温经，桂枝祛风和营，白术去湿实卫，甘草辅诸药，而成敛散之功也。

芍药甘草附子汤

芍药三两　甘草三两，炙　附子一枚，炮去皮，破八片

上三味，以水五升，煮取一升五合，去滓，分温再服。

理中丸及汤有加减法，见《杂篇》霍乱本条下

人参　白术　甘草炙　干姜各三两

上四味，捣筛为末，蜜和丸，如鸡子黄大，以沸汤数合和一丸，研碎，温服之，日三四夜二服。腹中未热，益至三四丸。然不及汤。汤法：以四物依两数切，用水八升，煮取三升，去滓，温服一升，日三服。

桂枝人参汤

桂枝四两　人参三两　白术三两　甘草四两，炙　干姜三两

上五味，以水九升，先煮四味，取五升，内桂，更煮，取三升，温服一升，日再夜一服。

甘草干姜汤

甘草四两，炙　干姜二两，炮

上㕮咀，以水三升，煮服一升五合，去滓，分温再服，此即四逆汤去附子也。辛甘合用，专复胸中之阳气。其夹食夹阴，面赤足冷，发热喘咳，腹痛便滑，外内合邪，难于发散，或寒药伤胃，合用理中，不便参、术者，并宜服之。真胃虚挟寒之圣剂也。若夫脉沉畏冷，呕吐自利，虽无厥逆，仍属四逆汤证矣。

乌梅丸

乌梅三百个　黄连一斤　黄檗六两　干姜十两　附子六枚，炮

蜀椒四两，熬去汗　桂枝六两　细辛六两　人参六两　当归四两

上十味，异捣筛，合治之，以苦酒渍乌梅一宿，去核，蒸之五升米下，饭熟捣成泥，和药令相得，内臼中，与蜜杵二千下，丸如梧桐子大。先食饮服十丸，日三服，稍加至二十丸。禁生冷、滑物、臭食等。

按：乌梅丸主胃气虚而寒热错杂之邪积于胸中，所以蛔不安而时时上攻，故仍用寒热错杂之味治之。方中乌梅之酸以开胃，蜀椒之辛以泄滞，连、檗之苦以降气。盖蛔闻酸则定，见辛则伏，遇苦则下也。其他参、归以补中气之虚寒，姜、附以温胸中之寒饮。若无饮则不呕逆，蛔亦不上矣。辛、桂以祛陷内之热邪。若无热邪，虽有寒饮，亦不致于呕逆。若不呕逆，则胃气总虚，亦不致于蛔厥矣。

五苓散

猪苓十八铢　泽泻一两六铢　茯苓十八铢　桂半两　白术十八铢

上五味，为末，以白饮和服方寸匕，日三服。

此两解表里之药，故云覆取微汗。茯苓、猪苓味淡，所以渗水涤饮也。泽泻味咸，所以泄肾止渴也。白术味甘，所以燥脾逐湿也。桂枝味辛，所以散邪和营也。欲兼治表，必用桂枝。专用利水，则宜肉桂，妙用全在乎此。若以其辛热而去之，则何能疏肝伐肾，通津利水乎？

此逐内外水饮之首剂，《金匮》治心下支饮眩冒，用泽泻汤，治呕吐思水，用猪苓散。随意取用二三味成方，总不出是汤也。《祖剂》①云：五苓散治伤寒温热病，表里未解，头痛发

① 祖剂：书名，四卷。明末清初医家施沛撰。因所收方剂均可溯源追流，有宗有祖可考，故名。

热，口燥咽干，烦渴饮水，或水入即吐，或小便不利，及汗出表解，烦渴不止者，宜服之。又治霍乱吐利，躁渴引饮，并治瘦人脐下有动悸，吐涎沫而巅眩，此水也。诸如此者，咸属水饮停蓄，津液固结，便宜取用，但须增损合宜耳。

猪苓汤

猪苓去皮　茯苓　泽泻　滑石碎　阿胶各一两

上五味，以水四升，先煮四味，取二升，去滓，内下阿胶烊消，温服七合，日三服。

瓜蒂散

瓜蒂一分，熬黄　赤小豆二分

上二味，各别捣筛为散已，合治之，取一钱匕，以香豉一合，用热汤七合，煮作稀糜，去滓，取汁和散，温顿服之。不吐者，少少加得，快吐乃止。

白散

桔梗三分　贝母三分　巴豆一分，去皮心，熬黑，研如脂

上二味，为末，内巴豆，更于臼中杵之，以白饮和服。强人半钱，羸者减之。病在膈上必吐，在膈下必利。不利，进热粥一杯。利过不止，进冷粥一杯。

栀子豉汤

栀子十四枚，擘　香豉四合，绵裹

上二味，以水四升，先煮栀子，得二升半，内豉，煮取一升半，去滓，分为二服，温进一服，得吐者，止后服。

栀子涌膈上虚热，香豉散寒热恶毒，能吐能汗，为汗下后虚烦不解之圣药。若呕，则加生姜以涤饮。少气，则加甘草以缓中。心烦腹胀，则去香豉而加枳、朴，邪在上而不在下也。丸药伤胃，则去香豉而加干姜，涌泄而兼安中之意也。

故欲涌虚烦，必先顾虑中气，所以病人旧有微溏者，有不可吐之戒。

栀子甘草豉汤

栀子十四枚，擘　香豉四合，绵裹　甘草二两

上三味，以水四升，先煮二物，得二升半，内豉，煮取一升半，去滓，分为二服，温进一服，得吐者，止后服。

栀子生姜豉汤

栀子十四枚，擘　香豉四合，绵裹　生姜五两，切

上三味，以水四升，先煮二物，得二升半，内豉，煮取一升半，去滓，分为二服，温进一服，得吐者，止后服。

栀子厚朴汤

栀子十四枚，擘　厚朴四两，姜炙　枳实四枚，炙

已上三味，以水三升半，煮取一升半，去滓，分二服，温进一服，得吐者，止后服。

栀子干姜汤

栀子十四枚，擘　干姜二两

上二味，以水三升半，煮取一升半，去滓，分二服，温进一服，得吐者，止后服。

栀子檗皮汤

栀子十五枚，擘　檗皮二两　甘草一两

上三味，以水四升，煮取一升半，去滓，分温再服。

此太阳原有寒湿，因伤寒发汗，气蒸而变热，故得发出于外，原非表邪发热之谓，故以栀子清肌表之湿热，黄檗去膀胱之湿热，甘草和其中外也。

枳实栀子豉汤

枳实三枚，炙　栀子十四枚，熬黑　豉一升，绵裹

上三味，以清浆水七升，空煮取四升，内枳实、栀子，煮取二升，下豉，更煮五六沸，去滓，分温再服，覆令微似汗。

黄芩汤

黄芩三两　甘草二两，炙　芍药二两，酒洗　大枣十二枚，擘

上四味，以水一斗，煮取三升，去滓，温服一升，日再夜一服。

黄芩加半夏生姜汤

黄芩三两　甘草二两，炙　芍药二两，酒洗　半夏半升，洗　生姜一两半，一云三两　大枣十二枚，擘

上六味，以水一斗，煮取三升，去滓，温服一升，日再夜一服。

芍药甘草汤

白芍药四两，酒洗　甘草四两，炙

上二味，吹咀，以水三升，煮取一升半，去滓，分温再服之。

此即桂枝汤去桂枝、姜、枣也。甘酸合用，专治营中之虚热。其阴虚阳乘，至夜发热，血虚筋挛，头面赤热，过汗伤阴，发热不止。或误用辛热，扰其营血，不受补益者，并宜用之。真血虚挟热之神方也。设见脉浮自汗，营卫不和，纵非外感，仍属桂枝汤证矣。

白虎汤

石膏一斤，碎　知母六两　甘草二两　粳米六合

上四味，以水一斗，煮米熟汤成，去滓，温服一升，日三服。

谚云：春不服白虎，为泻肺也。盖春主阳气上升，石膏、知母苦寒降下，恶其泻肺之阳而不得生发也。此特指春不可用

者，恐人误以治温病之自汗烦渴也。至于秋冬感冒伤寒，反可浑用以伤金、水二藏①之真气乎？此汤专主热病，中暍，在气虚不能蒸发者，则加人参，故张隐庵②以为阳明宣剂，其于湿温则加苍术，温疟则加桂枝，一皆夏月所见之证，故昔人又有秋分后不可妄用白虎之戒。

白虎加人参汤

石膏一斤，碎　知母六两　甘草二两　粳米六合　人参三两

上五味，以水一斗，煮米熟汤成，去滓，温服一升，日三服。

竹叶石膏汤

竹叶二把　石膏一斤，碎　半夏半升，洗　人参三两　甘草二两，炙　麦门冬一升，去心　粳米半升

上六味，以水一斗，煮取六升，去滓，内粳米，煮米熟汤成，去米，温服一升，日三服。

甘草汤

甘草二两

上一味，以水三升，煮取一升半，去滓，温服七合，日二服。

桔梗汤

桔梗一两　甘草二两

上二味，以水三升，煮取一升，去滓，分温再服。

文蛤散

文蛤五两

---

① 金水二藏：指肺和肾。

② 张隐庵：即张志聪。清代医家。字隐庵。撰《黄帝内经素问集注》等书。

上一味，为散，以沸汤和一钱匕服，汤用五合。

猪肤汤

猪肤一斤

上一味，以水一斗，煮取五升，去滓，加白蜜一升，白粉五合，熬香和相得，温分六服。

猪属肾，而肤主肺，故取治少阴经中伏邪，阴火乘肺咽痛之证。但当汤泡，刮取皮上一层白腻者为是。若以为挦①猪皮外毛根薄肤，则益劣无力，且与熬香之说不符矣。

半夏散及汤

半夏洗去涎水　桂枝　甘草炙，各等分

上三味，各别捣筛已，合治之，白饮和服方寸匕，日三服。若不能散服者，以水一升，煎七沸，内散两方寸匕，更煎三沸，下火，令小冷，少少咽之。

苦酒汤

半夏十四枚，洗，为粗末　鸡子一枚，去黄，内上苦酒，著鸡子壳中

上二味，内半夏，著苦酒中，以鸡子壳置刀环中，安火上，令三沸，去滓，少少含咽之。不差，更作三剂。

黄连阿胶汤

黄连四两　黄芩一两　芍药二两　鸡子黄二枚　阿胶三两

上五味，以水五升，先煮三物，取二升，去滓，内胶烊尽，小冷，内鸡子黄，搅令相得，温服七合，日三服。

此汤本治少阴温热之证，以其阴邪暴虐，伤犯真阴，故二三日已上，便见心烦不得卧，所以始病之际，即用芩、连大寒之药，兼芍药、阿胶、鸡子黄，以滋养阴血也。然伤寒六七日

---

① 挦（xián 咸）：扯；拔。

后，热传少阴，伤其阴血者，亦可取用。与阳明府实用承气汤法，虽虚实补泻悬殊，而祛热救阴之意则一耳。

白头翁汤

白头翁二两　黄连　黄檗　秦皮各二两

上四味，以水七升，煮取二升，去滓，温服一升，不愈更服。

厥阴热利下重，渴欲饮水者，阴虚生热也，故宜苦寒之剂治之，不可作阳虚而用温剂也，所以用白头翁以升木气之下陷，秦皮以坚肝肾之滑脱，连、檗以泄肠胃之湿热。较少阴证便脓血，桃花汤之用干姜，迥乎角立也。盖少阴之水气下奔，虽为热邪，故可用从治之法，厥阴之风气摧拔，木火骎骎内动，是以不可复用辛温鼓激其势也。

牡蛎泽泻散

牡蛎熬　泽泻　栝蒌根　蜀漆洗去腥　葶苈熬　海藻洗去咸　商陆根熬，各等分

上七味，异捣，下筛为散，更入臼中治之，白饮和服方寸匕，小便利，止后服，日三。

大病差后，脾胃气虚，不能制约肾水，水溢下焦，而腰已下肿，急当利其小便，缓则上逆阳位，治无及矣。故用牡蛎、泽泻、海藻之咸，入肾而利水。葶苈、商陆之苦，以入肺而泄气。栝蒌根之甘苦，蜀漆之酸苦，以泄其下而除肿湿也。

烧裈散

上取妇人中裈①近隐处剪，烧灰，以水和服方寸匕，日三服，小便即利，阴头微肿则愈。妇人病取男子裈 裆烧灰。

---

① 裈（kūn 昆）：有裆的裤子。

古今分两

　　此经方剂，并按古法，锱铢①分两，与今不同。云一升者，即今之一盏也。云铢者，六铢为一分，二十四铢为一两也。云一两者，即今之三钱三分也。又为三服，古方云一两，今每服一钱足矣。云方寸匕者，方一寸大之匙也。云一钱匕者，如钱大之匙也。云一字者，用钱取一字许也。云圆②者，如理中、陷胸、抵当，皆大弹圆煮化，而和滓服之也。云丸者，如麻仁、乌梅，皆用小丸，取达下焦也。

---

　　① 锱铢（zīzhū 姿朱）：旧制锱为一两的四分之一，铢为一两的二十四分之一。比喻极微小的剂量。

　　② 圆：此处本该径直改作"丸"，为了与下文不产生歧义，保持原貌。

校注后记

一、张璐生平考

张璐（1617—1699?），字路玉，晚号石顽老人。祖籍昆山（古属苏州府），后移居苏州府长洲县（今江苏苏州）。张璐出身于仕宦之家，其祖父是明代按察使（张璐之弟张汝湖的《医通序》中称为"廉宪"，与清代按察使职责略同），叔父是光禄烈愍公。张璐自幼习儒，兼攻医学，曾参加科举考试。明亡后局势混乱，有节气士人皆不事清，或逃于道禅，或隐于医林。张璐弃儒隐居太湖洞庭山（又称西山或洞庭西山）中十多年，专心钻研医术。至顺治十六年（1659）回到家乡，弃儒习医。其在《张氏医通》自序中曰："甲申世变，黎庶奔亡，流离困苦中，病不择医，医随应请，道之一变，自此而始。当是时也，茕茕孑遗，托迹灵威丈人之故墟，赖有医药、种树之书，消磨岁月。因循十有余载，身同匏系，聊以著书自娱。岁己亥，赋归故园，箧中辑得方书一通，因名《医归》，大都吻合《准绳》。其间汇集往古传习诸篇，多有不能畅发其义者，次第以近代名言易之。"此文曲折反映其民族气节。

张氏自少壮至老年行医 60 余年，勤奋不倦，积累了丰富的临床经验，一生著述颇多。撰有《伤寒缵论》《伤寒绪论》《张氏医通》《千金方衍义》《本经逢原》《诊宗三昧》等书。

二、版本流传考证

（一）《伤寒缵论》的版本情况

《伤寒缵论》一书除单刻本外，还刻入《伤寒大成》《张氏医书七种》《张氏医通》等丛书中，传世版本较多。据《中国中医古籍总目》所载，有以下几种：①清康熙四年乙巳（1665）刻本；②清康熙六年丁未（1667）明德堂刻本；③清康熙六年丁未（1667）刻本；④清康熙刻本；⑤清乾隆金阊书业堂刻本；⑥清嘉庆六年辛酉（1801）刻本；⑦日本文化元年甲子（1804）思德堂刻本；⑧清光绪二十年甲午（1894）上海图书集成印书局铅印本；⑨清光绪二十五年己亥（1899）浙江书局据日本文化元年刻本重印本；⑩清天禄堂刻本；⑪清隽永堂刻本；⑫清同德堂刻本；⑬清刻本；⑭清抄本；⑮民国上海广益书局石印本；⑯石印本。

我们依据《中国中医古籍总目》，把单刻本、丛书本的信息全部汇集后，发现除上述所列版本外，目前搜集到的还有：清康熙六年丁未（1667）刻本隽永堂藏版、清康熙六年丁未（1667）同德堂刻本、清康熙六年丁未（1667）金阊书业堂刻本、清康熙七年明德堂刻本（1668）、清康熙重刻本、清康熙宝翰楼刻本、日本享和二年壬戌（1802）刻本、日本文化元年甲子（1804）思德堂刻本亦西斋藏版、清三元堂刻本、清文德堂刻本、清裕德堂刻本、清思德堂本、日本京都书肆据思德堂刻本重印本、日本据清康熙刻本重印本、清光绪三十三年丁未（1907）上海书局石印本、民国上海广益书局石印本、民国十四年（1925）上海锦章书局石印本等，汇总共30多个版本。

（二）《伤寒缵论》版本梳理分析

1.《伤寒缵论》的成书形式及最早版本

《伤寒缵论》一书的成书形式有单刻本、丛书本之分。

单刻本：根据《中国中医古籍总目》，最早的单刻版本应是康熙年间，但又有康熙四年乙巳（1665）本、康熙六年丁未

（1667）刻本之分，经考证是同一版本。

丛书本：有《伤寒大成》《张氏医通》《张氏医书七种》三种。

《伤寒大成》中的《伤寒舌鉴》是张璐的儿子张登1668年写成，其中的《诊宗三昧》是张璐于1689年写成的。《张氏医通》刊于1695年。《张氏医书七种》刊于1699年。

从成书时间看，几种丛书本的成书时间都晚于康熙六年，从内容、版式看，极有可能最初《伤寒缵论》以单刻本问世，后世把"缵、绪二论"与张登、张倬的书合刻为丛书本。而丛书中的《伤寒缵论》多数使用清康熙六年丁未刻本，所以在各馆藏目录中，丛书本往往与《伤寒缵论》书名混用，或亦称为清康熙六年本。

经分析四个序的时间、内容，张璐自序所述，咨询专家意见，最终认定清康熙六年丁未（1667）刻本为最早版本，故作为本次校注所用的底本。

2. 康熙六年刻本及康熙刻本的梳理

康熙六年丁未（1667）刻本，前已叙述，不再赘言。

清康熙七年明德堂刻本（1668）收在《伤寒大成》丛书中。《伤寒大成》除《伤寒缵论》和《伤寒绪论》外，还包括张璐之子张登的《伤寒舌鉴》、张璐之子张倬的《伤寒兼证析义》。据张登康熙戊申自序，得知其《伤寒舌鉴》成于康熙七年，故以此命名。但其中《伤寒缵论》所据版本仍是清康熙六年本。

清康熙六年丁未（1667）金阊书业堂刻本、清康熙六年丁未（1667）刻本隽永堂藏版、清康熙宝翰楼刻本、存在于《伤寒大成》《张氏医书七种》等丛书中标为康熙六年丁未（1667）

刻本，以及在调研中发现的清同治元年（1862）刻本等版本在版式、字体等方面与清康熙六年丁未（1667）本并无差别，仍是同一版本。

清乾隆嘉庆年间，有人将康熙刻本的《伤寒大成》加了一个扉页，并在扉页上端刊刻乾隆或嘉庆的年号，于是就有了"清乾隆金阊书业堂刻本""清嘉庆六年辛酉（1801）刻本"。实则仍为康熙六年丁未（1667）刻本。

同德堂本，在考察过程中，发现清康熙六年丁未（1667）明德堂刻本、清康熙六年丁未（1667）同德堂刻本（或称清明德堂、清同德堂），与大多数清康熙六年丁未（1667）刻本不同，与底本逐一核对后，从版式、板框、字体、每叶行数每行字数、内容等方面看，清康熙六年丁未（1667）明德堂刻本、清康熙六年丁未（1667）同德堂刻本其字体扁方，半叶 11 行，每行 20 字，上卷第一页最后两个字是"例于"，应是与底本不同的另一版本系列，估计时间应晚于清康熙六年本，但又无法界定其年代，称清康熙六年丁未（1667）不妥。而清三元堂刻本、清文德堂刻本、清裕德堂刻本、清天禄堂本、清思德堂本与此相同，故不称其为清康熙六年丁未（1667）同德堂刻本、清康熙六年丁未（1667）明德堂刻本，而称为清××堂刻本。目前搜集到的这类刻本以清同德堂刻本最为清晰完整，故用清同德堂刻本为参校本。

清康熙重刻本，上海图书馆收藏的所谓康熙六年本，虽与清同德堂本系列的版本内容多有相同，但与其版式、字体、每叶行数每行字数等却不同，应是与作为底本的康熙六年本不同的另一个版本系列。据考证，此书是在康熙六年本的基础上进行重刻，但其内容有所不同。为了与底本清康熙丁未六年本有所区别，故称为清康熙重刻本，作为参校本。

3. 日本文化元年刻本

康熙刻本之后，日本文化元年又据思德堂藏版重刻《伤寒缵论》，全称为日本文化元年甲子（1804）思德堂刻本亦西斋藏版（简称"文化本"）错误较少，故用此为主校本。

（三）版本考察结论

综上分析，《伤寒缵论》一书的古代版本共有九个系列：①清康熙六年刻本；②清康熙重刻本；③清同德堂刻本；④日本文化元年甲子（1804）思德堂刻本亦西斋藏版；⑤清光绪二十年甲午（1894）上海图书集成印书局铅印本；⑥清光绪三十三年丁未（1907）上海书局石印本；⑦清抄本；⑧1925年上海锦章书局石印本；⑨民国上海广益书局石印本等版本。

三、内容与学术影响

张氏论述伤寒理论深入细致，阐前贤之论与个人之验为一体，融理论与实践为一体，切合实用，流传甚广。现简略探讨其学术思想如下。

（一）《伤寒缵论》内容

《伤寒缵论》共二卷，与《伤寒绪论》同刊于1667年。张璐认为历代阐释仲景伤寒之学的人数虽多，但往往有曲解，故提出："仲景书不可以不释，不释则世久而失传。尤不可以多释，多释则辞繁而易乱。"张璐博采众长，根据自己对仲景之文的理解，重新对仲景之文排序、整理、探讨，使"仲景之文相得益彰，无庸繁衍曲释，自可显然不晦"。"使读者豁然归一，不致尔我迭见"。

《伤寒缵论》一书上卷按六经辨证，分太阳、阳明、少阳、太阴、少阴、厥阴，保持了《伤寒论》原貌。根据所述内容，太阳分上、中、下三篇，阳明分上下两篇，少阴分上下两篇，少阳、太阴、厥阴独自成篇。下卷则论杂病，分藏结结胸痞、合病并病、温热病、杂篇、脉法、伤寒例诸病证，各自独立成篇，最后列出《伤寒论》一百一十三首方子，逐一分析仲景立方之意。结尾附古今分两，以免使用者古今度量衡标准失误，影响疗效，贻误病人。

全书先列理论后论方，先载仲景原文，后附己意注释，条理明晰，层次鲜明，排列有序。突出其"祖仲景之文"之初衷，且便于读者明《伤寒》，解《缵论》。

（二）《伤寒缵论》主要学术思想

1. 悟仲景经旨之意，突出六经辨证

张璐诠次《伤寒论》，对仲景之意领悟颇深，不但继承《伤寒论》原意，而且发扬了六经辨证之精华。

一是剖析仲景用方之妙理，发现并分析了仲景的独特之处。如论述"阳明中风"时，分析仲景"不得汗及用麻黄汤"之义，是因为此证"为阳明第一重证，以太阳之脉证既未罢，而少阳之脉证亦兼见，是阳明所主之位，前后皆邪，不能传散"，由此揭出历来众人并未发现的"不传之妙理"："夫伤寒之诀，起先惟恐传经，经传则变生，表邪传里，消烁津气也。其后惟恐不传经，不传经则势笃，虚不能传，邪无从泄也"。

二是熟察仲景用方之良苦，补充完善仲景之意。如在少阴病真武汤的使用上，张璐认为真武汤方，用术附，兼茯苓、生姜运脾渗水，治少阴病水饮内结，众人皆知。但加用芍药的微妙之意，则是仲景独特之处。"盖此证虽曰少阴本病，而实缘水饮内结，所以腹痛，自利，四肢疼重，而小便反不利也。若极虚极寒，则小便必清白无禁矣，安有反不利之理哉？则知其人不但真阳不足，真阴亦已素亏。或阴中伏有阳邪所致，若不用芍药固护其阴，岂能胜附子之雄烈乎？即如附子汤、桂枝加附子汤、芍药甘草附子汤，皆芍药与附子并用，其温经护营之法与保阴回阳不殊。后世用药，能获仲景心法者几人哉？"

三是根据自己的临床经验加以补充完善。如阳明病，仲景用土瓜根及大猪胆汗，皆可为导，张璐则补充为"但须分津液枯者用蜜导，热邪盛者用胆导，湿热痰饮固结，姜汁麻油浸栝蒌根导，惟下旁流水者，导之无益，非大小气峻攻不效，以实结在内而不在下也。至于阴结便秘者，宜于蜜导中加姜汁、生附子末，或削陈酱姜导之"。

四是补述了温热病、杂病的辨证论治内容。本书单列温热篇、杂病篇，将《伤寒论》条文集中各篇，分别论述，使温热、杂病的内容，相对突出，利于临证所用。

2. 遵古而不泥古，独抒己见，融会贯通

张璐推崇方有执、喻嘉言的学术见解，《伤寒缵论》一书的体例即仿《尚论》而成，赞同错简重订，纠正世人理解之错误。但其学习古人重在理解，重在融会贯通，仔细揣摸古人的真正用意，加以阐发，述以己见。其注虽效仿方有执、喻嘉言，但多贯以己见，并不仍叔和之旧，也未照搬《尚论》把温热条例与伤寒合并，可谓遵前贤而不拘泥。

如伤寒病用白虎汤，张璐认为："世本作'表有热，里有寒'，必系传写之误……夫白虎汤本治热病暑病之药，其性大寒，安有里有寒者可服之理？详本文脉浮滑，而滑脉无不实之理，明系伏邪发出于表之征，以其热邪初乘肌表，表气不能胜邪，其外反显假寒，故言'表有寒'。而伏邪始发未尽，里热犹盛，故言'里有热'，以其非有燥结实热，乃用白虎解散郁发之邪。或言当是'表有热，里有实'，'寒'字与'实'字形类，其说近是，若果里有实，则当用承气，又不当用白虎矣。"通过分析，张璐纠正此处错误，认为即使遭到反对，一傅众咻，也要坚持到底，在所不辞。

接着张璐又说道："此条明言里有热，益见前条之'表有热，里有寒'为误也。叔和因脉滑而厥，遂以此例混入《厥阴篇》中，今归此。"指出叔和之误，认为此条当在"合病并病"中。

3. 理论与临床相结合，剖析仲景方之义

张璐不仅对伤寒理论颇有研究，对仲景之方也可以说研究深入，书中分析方之名、方之义，方之用，不拘泥成方。

一是根据病情用法用量会有不同。如太阳病服桂枝汤，张璐认为风多寒少之证，服桂枝汤，治风而遗其寒，汗反大出，脉反洪大，似乎风邪再袭，要重用桂枝汤。而《温热病篇》白虎证第七条无"大烦渴"一句，则证治有别，分量稍异，可见仲景对药物分量的把握上，分毫不苟。

对桂枝汤众人所用不同，张璐则能总结归纳，阐明其理："方中芍药不言赤白，圣惠与节庵俱用赤，孙尚与叔微俱用白，然赤白补泻不同，仲景云病发热汗出，此为营弱卫强。营虽不受邪，终非适平也，故卫强则营弱，是知必用白芍药也。营既弱而不能自固，岂可以赤芍药泻之乎？虽然，不可以一律论也，如太阳误下而传太阴，因而腹满时痛，则当倍白芍补营血之虚。若夫大实者必加大黄，又宜赤芍以泻实也。至于湿热素盛之人，与夫酒客辈感寒之初，身寒恶热者，用桂枝汤，即当加黄芩以胜热，则不宜白芍以助阴，贵在临证活法也。"

二是分析药方之名。如桂枝汤方中芍药、桂枝等分，用芍药佐桂枝以治卫气；小建中方中加倍芍药，用桂枝佐芍药以治营气，更加胶饴以缓其脾，故名之曰"建中"，则其功用大有不同。

三是剖析用药。如五苓散，张璐认为："此两解表里之药，故云覆取微汗。茯苓、猪苓味淡，所以渗水涤饮也。泽泻味咸，所以泄肾止渴也。白术味甘，所以燥脾逐湿也。桂枝味辛，所以散邪和营也。欲兼治表，必用桂枝。专用利水，则宜肉桂，妙用全在乎此。若以其辛热而去之，则何能疏肝伐肾，通津利水乎？"

麻黄汤"虽太阳发汗重剂，实为发散肺经火郁之药"。桂枝汤"虽太阳解肌轻剂，实为理脾救肺之药也"。至于仲景发表药中用甘草，当须"脉证全在于表，方可用之。若脉微弱自汗者，不可用也"。但后人不细分证候、脉象，一概用之，则会加重病情，当慎之又慎。

张璐对药方见解独到，不拘成方，多有自己的发明，也为后世医家提供了理论研究及临床实践的思路。

4. 引经据典，博采众长

引经据典、汲取前人精华，这是张璐在诠释仲景原文时的主要特色，文中多处引用《内经》《难经》《玉函经》《金匮要略》《中藏经》《脉经》《甲乙经》等医经中的条文，比比皆是，不胜枚举。

此外，张璐旁征博引，《伤寒缵论》及《伤寒绪论》二书的编写，参考借鉴了50多位医家理论，参考引用书籍达70余种。书中多次引用或评析前代或当世医家对《伤寒论》的解析，如成无己、喻昌、朱肱、张志聪、庞安时、常器之、王日休、吕复、孙兆、郭雍、王焘、张遂辰、李杲、赵以德、许宏、陶华、刘完素、王冰、王肯堂、许叔微等，皆说明张璐渔猎群书，深入钻研，在伤寒研究方面，功底深厚。

总 书 目

I

本　草

方　书

卫生编

袖珍方

仁术便览

古方汇精

圣济总录

众妙仙方

李氏医鉴

医方丛话

医方约说

医方便览

乾坤生意

悬袖便方

救急易方

程氏释方

集古良方

摄生总论

辨症良方

活人心法（朱权）

卫生家宝方

寿世简便集

医方大成论

医方考绳愆

鸡峰普济方

饲鹤亭集方

临症经验方

思济堂方书

济世碎金方

揣摩有得集

亟斋急应奇方

乾坤生意秘韫

简易普济良方

内外验方秘传

名方类证医书大全

新编南北经验医方大成

临证综合

医级

医悟

丹台玉案

玉机辨症

古今医诗

本草权度

弄丸心法

医林绳墨

医学碎金

医学粹精

医宗备要

医宗宝镜

医宗撮精

医经小学

医垒元戎

医家四要

证治要义

松厓医径

扁鹊心书

素仙简要

慎斋遗书

折肱漫录

丹溪心法附余

IV

V